粪菌移植临床应用

主 编 饶本强 王玉莹 沈宏辉

科学出版社

北京

内 容 简 介

本专著全面、系统阐述了粪菌移植的研究和应用，共分为15章，另附一个操作指南。第1～4章主要介绍肠道菌群的生理功能及其与疾病的内在联系，重点阐述肠道菌群的生理特性、菌群失调与疾病的诊断及应用，对肠道菌群作用于人体各系统的机制做了详细介绍；第5～9章主要介绍粪菌移植技术，包括粪便菌群筛选制备、供受体选择、移植过程及移植后的管理与养护；第10～15章分别介绍肠道菌群与各类疾病之间的联系，对粪菌移植治疗各类疾病做了详尽的方法学和机制学阐述。操作指南具体介绍了粪菌移植的全流程和规范要求。

本书内容全面、系统，具有前沿性和实用性，可供临床各科医师学习、参考，对实施粪菌移植技术的科室具有指导意义。

图书在版编目 (CIP) 数据

粪菌移植临床应用 / 饶本强，王玉莹，沈宏辉主编 . —北京：科学出版社，2022.1

ISBN 978-7-03-071300-1

Ⅰ.①粪… Ⅱ.①饶… ②王… ③沈… Ⅲ.①肠道微生物－细菌群体－移植术（医学） Ⅳ.① R574

中国版本图书馆 CIP 数据核字（2022）第 004276 号

责任编辑：程晓红 / 责任校对：张 娟
责任印制：赵 博 / 封面设计：吴朝洪

科学出版社出版

北京东黄城根北街 16 号
邮政编码：100717
http://www.sciencep.com

北京中科印刷有限公司印刷
科学出版社发行 各地新华书店经销

*

2022 年 1 月第 一 版 开本：787×1092 1/16
2024 年 12 月第二次印刷 印张：10 3/4
字数：255 000

定价：118.00 元

（如有印装质量问题，我社负责调换）

编著者名单

主　编　饶本强　王玉莹　沈宏辉

编著者（按姓氏汉语拼音排序）

董　娜　梁俊容　罗　薇　路　帅　曲晋秀

饶本强　沈宏辉　孙喜波　唐华臻　王　冰

王玉莹　杨振鹏　袁晨东　赵志强

前　言

我国古代医书中葛洪的《肘后备急方》与李时珍的《本草纲目》都提到了粪便入药的问题，称其为"黄龙汤"或"金汁"，可能是粪菌移植的源头。1958年，美国Eiseman等用他人的粪水灌肠挽救了4名术后发生难治性腹泻、生命垂危的患者，开创了现代医学粪菌移植治疗疾病的先河。2007年，美国国立卫生研究院联合众多研究机构正式启动的人类微生物组计划，极大促进了肠道菌群的研究和临床应用。目前肠道菌群已经应用于如炎症性肠病、慢性腹泻、便秘、肥胖、2型糖尿病、乳糖不耐受、放射性肠炎、同种异体造血干细胞移植后并发症、恶性肿瘤、自闭症、癫痫、代谢综合征和过敏等多种疾病的治疗，而且显示出不同程度的效果。我国目前开展粪菌移植临床试验的医院已超过100家，而且仍呈快速增长趋势。迄今为止，我国在粪菌移植的方法学、移植病例数等多个方面处于世界领先水平，并获得了一批可靠的临床数据。

粪菌移植技术展现了良好的应用前景，但是，目前针对肠道菌群和粪菌移植的深入研究仍非常有限，在大规模临床应用之前，还有很多值得研究的课题需要我们去探索，尤其需要获得临床大数据的支撑。作为一种新的治疗技术，特别是涉及微生物治疗的新技术，我们必须要保持谨慎和科学的态度，既不能裹足不前，导致粪菌移植无法及时应用到临床中，又要避免滥用。这就要求开展这一工作的临床医师对该领域的知识有一个详尽的了解。

鉴于此，我们组织中国抗癌协会肿瘤营养治疗专业委员会微生态学组和国内具有丰富的肠菌研究和粪菌库构建经验的北京元奥生物技术有限公司的专家编写了《粪菌移植临床应用》这部专著，期待通过本书使临床医师获得系统的粪菌移植方面的知识。粪菌移植治疗技术发展迅速，许多方面的新进展未及收录，但本书较全面阐述了目前粪菌移植治疗各种疾病的理论及操作建议，对于促进我国粪菌移植规范化治疗具有较大意义。

中国抗癌协会肿瘤营养治疗专业委员会微生态学组
首都医科大学附属北京世纪坛医院胃肠外科　　饶本强
2021年10月

目　　录

第1章

肠道菌群概述

第一节 人体肠道菌群基本概念

肠道微生物有非细胞型微生物、原核微生物、真核微生物三类。非细胞型微生物寄生于细胞内，无典型细胞结构，仅有DNA或RNA（如病毒）；原核微生物核质无核膜和核仁，细胞器只有核糖体，包括细菌、放线菌、立克次氏体、衣原体、支原体、蓝细菌和古细菌等；真核微生物细胞核和细胞器完整，有真菌、假菌、黏菌、原生动物和微型藻类等。细菌占肠道微生物的99%，故习惯称"肠道微生物群"为"肠道菌群"。肠道细菌有表型分类、分析分类和基因型分类（16S rRNA同源分析）3种分类方法，实际应用中多采用基因型分类，70%以上DNA同源（种），特性相近、关系密切的菌种组成菌属。原核微生物分为两个域，即古生菌域和细菌域，前者分2个门，后者分24个门，向下依次分为纲、目、科、属、种。例如，大肠杆菌属于原核生物界、细菌域、变形菌门、变形菌纲、肠杆菌目、肠杆菌科、埃希菌属中的一个种。

根据可培养细菌数量，肠道菌群分为主要（优势）菌群（predominant microflora）和次要菌群（sub-dominant microflora）：①主要菌群指肠道菌群中数量大或种群密集度大的细菌，数量一般在10^{10}CFU/g以上，包括类杆菌属、优杆菌属、双歧杆菌属、瘤胃球菌属和梭菌属等专性厌氧菌，通常属于原籍菌群，是宿主发挥生理功能的菌群；②次要菌群数量在10^{10}CFU/g以下，主要为需氧菌或兼性厌氧菌，如大肠杆菌和链球菌等，其流动性大，有潜在致病性，大部分属于外籍菌群或过路菌群。乳杆菌在数量上归为次要菌群，在回肠中含量较高，但其具有较为重要的功能，在功能上归属优势菌群。

优势菌群与组织环境特征密切相关，以厌氧菌为主的优势菌群，一般生存在清除速率较低、营养丰富的环境中（如结肠）；而兼性或需氧菌一般生活在清除速率高的小肠近端。另外，在酸性环境中，耐酸、产酸的细菌为优势菌群。组织环境的改变，可使菌群中的优势菌群发生替换，如便秘时大便优势菌群主要是革兰氏阴性厌氧菌，慢性腹泻时常见革兰氏阳性杆菌为优势菌群，而在严重急性腹泻时大便中的优势菌群为致病性细菌或某些兼性/需氧细菌。在肠道中，尽管专性厌氧菌是主要菌群，占据优势，但这些菌群又依赖于需氧菌或兼性厌氧菌等次要菌群的存在，因为后者在增殖过程中消耗氧气，保证前者的生长条件。一个生理性组合的肠道菌群是有益的，而病理性组合的肠道菌群是有害的，宿主的健康需要保持合理的肠道微生物菌群分布丰度。

第二节 人体肠道菌群的组成和分布

人体肠道细菌数约为10^{14}，是人体细胞数量的10倍，其基因总数是人类基因总数的150倍，可以分为三大类：有益菌、有害菌和中性菌。有益菌主要是双歧杆菌、乳酸杆菌等，它们是人体健康不可缺少的要素，可以合成各种维生素，参与食物的消化，促进肠道蠕动，抑制致病菌群的生长，分解有害有毒物质等；有害菌一旦失控，大量生长，就会引发多种疾病，产生致癌物等有害物质，或者影响免疫系统的功能；中性菌是具有双重作用的细菌，如大肠杆菌、肠球菌等，在正常情况下对健康有益，一旦增殖失控或从肠道转移到身体其他部位，可引发许多问题。肠道菌群在长期的进化过程中，通过个体适应和自然选择，菌群之间，菌群与宿主之间，菌群、宿主与环境之间，始终处于动态平衡状态中，形成一个互相依存，相互制约的系统。因此，人体在正常情况下，菌群结构相对稳定，对宿主表现为不致病。有研究指出，体魄强健的人肠道内有益菌的比例可达70%，普通人则是25%，便秘人群可减少到15%，而癌症患者肠道内益生菌的比例只有10%。

一、肠道菌群的建立与变迁

肠道内菌群的建立始于出生的那一刻，婴儿出生前处于无菌状态，在通过母亲阴道时接触了第一批细菌，出生后随着呼吸与进食，肠道开始不断积累各种细菌。在母乳喂养的婴儿中，双歧杆菌（主要有两歧双歧杆菌、婴儿双歧杆菌、短双歧杆菌、长双歧杆菌）占粪便菌群量的80%～90%，比人工喂养的婴儿粪便中的双歧杆菌数量要高。这可能是因为人工配方奶粉容易使肠道处于弱碱性，不利于双歧杆菌的生长。3岁以前，以双歧杆菌为首的益生菌是肠道的绝对优势菌，其他细菌只占1%，婴儿断奶前的大便很干净，无异味，断奶后，吃饭逐渐和成人接近，大便变臭，肠内菌群发生改变，双歧杆菌的比例下降到10%左右，拟杆菌等中立菌增多，此时有益菌依然占据优势。这时肠道内细菌的生态平衡格局就基本稳定下来，数量最多的是拟杆菌、真杆菌、消化球菌，其次是双歧杆菌，再次是大肠杆菌、链球菌、乳酸杆菌、梭状芽孢杆菌和葡萄球菌。这种格局贯穿健康人的整个成年期（图1-1）。断奶婴儿、儿童和成人粪便中菌群组成相

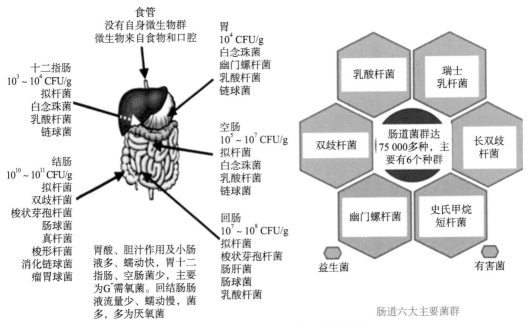

图1-1　人体肠道菌群分布和主要菌群

似，但50岁以后，双歧杆菌等有益菌却趋于下降，产气荚膜杆菌等有害菌的数量上升，肠道菌群的组成会发生显著变化，因此，老年人就经常出现便秘、大便异味等症状了。

二、肠道菌群的特征

（一）主要特征

健康肠道菌群有4个主要特征：多样性、稳定性、弹性和差异性。

正常人肠道菌群有75 000余种，能培养的有500 ~ 1000种，每个人均有自己独特的肠道菌群，这是肠道菌群的多样性。

大多数人的肠道菌群差异是相似的（"Substantial core"模型）。描述人与人之间肠道菌群的差异，有4种模型：①不同人群共用极少数的核心肠道菌群模型（"Minimal core"模型）；②个体肠道菌群差异极大模型（"No core"模型）；③肠道菌群构成在不同人群中是渐变的模型（"Gradient"模型）；④不同亚群之间存在共同的肠道菌群，但是又不交叉的模型（"Subpopulation"模型）。

另外，一个健康个体的肠道菌群在受到刺激后能够迅速、完全恢复到基线水平是人类肠道菌群的另一个主要特征，即肠道菌群的稳定性和自我恢复能力。宿主微生物群共生的稳定性是评估恢复力的另一个重要指标。

（二）动态平衡

尽管组成正常菌群的种类相当稳定，但构成这些菌群的菌株经常发生变化。当肠道菌群处于健康的平衡状态时（大肠内的益生菌是有害菌的1000倍到1万倍），致病菌或者条件致病菌以很少的数目存在，它们产生的有毒代谢物不足以对宿主的健康产生危害。但机体急剧变化时，肠道菌群平衡被打破时，人体就会出现腹泻、便秘、消化不良等症状，导致健康受损。影响肠道菌群的因素有：人体自身的因素（肠道的酸碱性、胆汁及消化酶的分泌、肠道的蠕动、肠道黏液的分泌、肠道表皮的脱离）及所处的环境因素（压力、出差），人体摄入的饮食（可消化的食物与不可消化的纤维、药物），细菌自身的因素（黏附能力、繁殖能力、营养需求量、抗消化酶能力）和细菌之间的相互作用（营养竞争、相互抑制作用、协同作用）。

（三）肠道菌群群体分型

1.肠型　肠型被描述为"在群落组成的多维尺度空间中样本密集的集群"，并且不会受年龄、性别、文化背景和地理位置的影响。将不同的肠道微生物群落组成和结构定义为不同的肠型，可用于指导临床实践。美国人类微生物组计划（HMP）、欧洲人类肠道宏基因组计划（Meta HIT）和众多其他的肠道菌群研究都证明个体间微生物群落存在差异，另外，肠道微生物群落的变化还表现出不同的演替阶段，可分为婴幼儿快速变化期、成人稳定期和老年退化期。这些特征是肠道菌群群体分型的生物学基础（图1-2）。其中，对肠型分类起主要贡献的3种肠道微生物——普氏菌、拟杆菌和瘤胃球菌是肠道菌群的核心物种。

2011年，采用3种测序技术（Illumina、454和Sanger）对来自3个国家（丹麦、西班牙和美国）的人类粪便样本中的 *16S rRNA* 基因进行测序分析，在属水平得出肠道微生物存在 3 种肠型，每一种肠型存在一种指示/驱动类群，即这一类微生物与给定的肠型最相关：肠型 1（ET-B），拟杆菌（*Bacteroides*）是其最好的指示类群；肠型 2（ET-P），是由普氏菌（*Prevotella*）驱动的，它的丰度通常与拟杆菌的丰度成反比；肠型 3（ET-F），是通过厚壁菌（*Firmicutes*）占比高低来区分的，其中最主要的类群为瘤胃球菌（*Ruminococcus*）。但有一些属表现出功能异质性，如链球菌（*Streptococci*），它既包含常见的共生菌和致死性病原体，又包含可以用于食物发酵的类群，因此，不应该忽略群落在物种水平和菌株水平的变异。尽管这一人为的定义存在局限性，由此产生的群落聚类只能部分反映群落间距离的复杂结构，但肠型的概念已经证明对分析微生物组数据非常有帮助。一项关于美国人饮食的大数据分析结果支持两种肠型的结论，一种类型包含与 ET-P 类似的优势类群，另一种为 ET-B 和 ET-F 类型的混合型；另外，还发现婴儿具有与成人完全不同的肠道菌群，主要含有双歧杆菌（*Bifidobacteria*）和变形菌（*Proteobacteria*）。

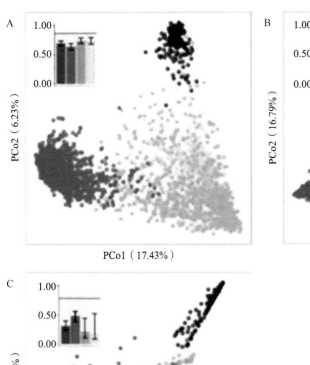

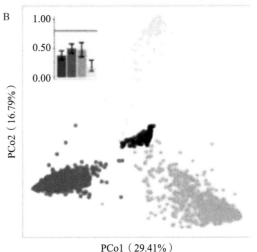

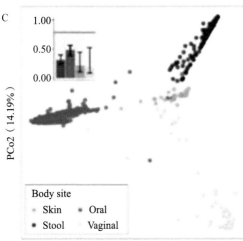

图 1-2 健康人体不同分类方法下微生物在属水平的差异

基于 2381 个 16S 测序样本，展示了不同部位菌群的差异程度：A. 基于 OTU 水平的非权重距离；B. 属水平的 Jensen-Shannon 距离；C.OTU 水平的 Jensen-Shannon 距离

肠型间的功能差异支持了不同群体特征的概念,如丰富度、多样性和时间稳定性。从生态学角度来看,这些特征都是相关的,理论预测了诸如肠道之类的动态系统的高度多样性,其营养供应和类型随着时间的变化而波动。

2.组成分型 基于群落组成结构的分类方法利于微生物的疾病诊断、治疗或预防,并在营养、微生物和药物干预方面对个性化治疗产生影响。在肠道菌群中,属水平的群落组成可以将样本很好地分组,即某些相对丰富的微生物的出现频率要高于其他物种。这种菌群分布可以通过计算样本之间的生物距离研究分组,以及通过直接观察一些肠道微生物群丰度的复杂分布来验证。但是有许多样本处于不同的分组之间,很难用精确的数学的方法来描述这些偏好某种微生物的群落,也很难确定这类高度密集群的数量,这就促使人们采用另一种方式来描述这部分区域,即梯度结构(gradient,连续不可分型)(图1-3)。描述这些局部最优的群落组成,可以更好地理解生态限制和群落特性对群落结构的影响机制。

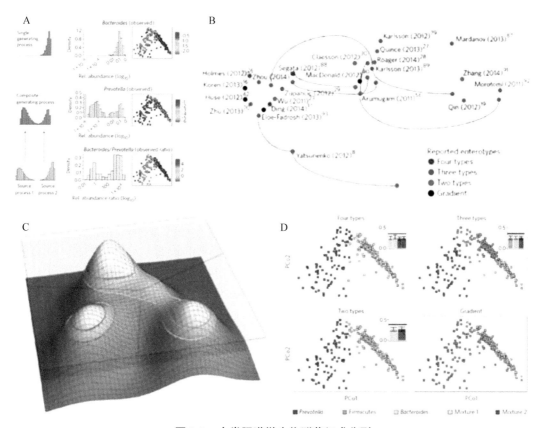

图1-3 人类肠道微生物群落组成分型

A. 基于278个Meta HIT样本中肠型主要指示物种多度数据分析得到的beta多样性的理论分布模式(左)、实际分布模式(中)和肠型空间分布(右);B.肠型地理分布;C.基于多元正态分布模拟微生物组成示意图,存在3个高密度主峰,每一种代表一种肠型,峰图可以更清晰地展示肠型的概念;D.同一群体基于不同分类方法定义的肠型

三、微生物稳态影响因素

健康成人肠道群落组成在很长一段时间内不会发生显著变化，表明成人体内生态系统与肠型状态普遍比较稳定。然而，也有例外，在分析HMP宏基因组时间序列数据中3种肠型稳定存在，但也有16%的样本肠型存在变化。这也表明，对于一些个体，肠型是可变的，且不存在明显的边界。证明这些模型需要有关微生物群落对不同干扰下反映的信息，从而确定个体是否有能力保持/恢复到原来的组成状态或肠型。虽然目前还不能预测特定的扰动将如何改变微生物组，但不同的微生物组结构，包括那些被定义的肠型结构，可能会在未来作为分类治疗和指导饮食的建议。

（一）抗生素

短期的抗生素治疗对人类肠道菌群的影响太剧烈，可以导致整个群落的瓦解，因此不适合研究肠道菌群的恢复能力。另外，抗生素对肠道菌群的严重破坏可导致病原的入侵，并使其无法恢复至最初的菌群状态。

（二）饮食

饮食干预对人类肠道菌群生态系统的影响更温和，适合于研究肠道菌群的可塑性。饮食干预可以在4天内导致肠型的改变，但是10天后趋于稳定，表明肠道菌群存在一种恢复至原始状态的能力。与之相比，长期的干预可能产生更深远的影响，长达一年的饮食干预可导致拟杆菌门/厚壁菌门比例发生变化，从而导致肠型的改变。随着时间推移，肠型通常变得比较稳定。但是，有研究显示不同的肠型恢复能力也不同，例如，肠菌中生长率最低的ET-F细菌，可能导致平衡状态恢复的延迟。

四、诊断与治疗

基于群落组成结构的分类方法将加强微生物对疾病的诊断、治疗与预防，并在营养、微生物和药物干预方面对个性化治疗产生影响。第一，在诊断上有助于判别个体的疾病状态。第二，可作为人体特定状态的风险或易感评价指标。第三，层化可作为预后恢复的生物标志物。第四，不同肠型可影响异质性物质代谢，从而产生不同的药物代谢动力学差异。

目前，已经有一些肠型（或者主要的驱动物种）与人类疾病表型相关的报道。例如，增加的拟杆菌或ET-B肠型本身具有较低的微生物多样性，这与非酒精性脂肪性肝炎（non-alcoholic steatohepatitis，NASH）、结肠癌、乳糜症、免疫衰老和长期低度感染相关。ET-B增加与淋巴细胞和C反应蛋白显著增长有关，ET-F降低与胰岛素抗性相关。普氏菌属的增长与长期使用抗生素、风湿性关节炎、2型糖尿病和人类免疫缺陷病毒（HIV）相关。ET-F的高微生物多样性能够降低宿主感染程度，且与动脉硬化风险相关。鉴于不同疾病表型的大量关联，肠型不能单独作为疾病诊断指标，但可以指示某些方面的风险。

最后，某些疾病可能会有不同的病因，这可能与肠型相关。分层可以帮助我们发现这些潜在的信号，从而消除个体间微生物群落巨大变异的部分，而这些个体间的差异可能与疾病本身无关。在小鼠研究的例子中，分层可以发现基因型与微生物组、笼子与微生物组的关联。同样地，将人类患者分层为 8 个微生物集群，有助于识别与微生物组成相关的医学参数，显著提高艰难梭菌（*C.difficile*）相关腹泻分类的准确性。虽然目前没有长期观测的数据，但微生物集群对饮食和药物的反应及肠道生理和生活方式，也可能因人体不同部位而有所不同。因此，分层代表了不同临床相关领域的切入点，它可以在很大程度上独立于梯度或以集群为中心的观点，类似于身体质量指数，定义的阈值是对患者疾病风险的重要指南。

第三节　人类微生物组计划

人类微生物组计划（human microbiome project，HMP）是人类基因组计划的延伸，它研究的重点是通过元基因组学的方法研究人体内或表面的微生物菌群结构变化与人体健康的关系。人体内有两个基因组，一个是从父母那里遗传来的人基因组，编码约 2.5 万个基因；另一个则是出生以后才进入人体，特别是肠道内的多达 1000 多种的共生微生物，其遗传信息的总和称为"微生物组"，它们所编码的基因有 100 万个以上。两个基因组相互协调、和谐一致，保证了人体的健康。因此，在研究基因与人体健康关系时，不能忽略共生微生物基因的研究。

一、人类微生物组计划的意义

人类基因组计划在 2003 年完成以后，许多科学家已经认识到解密人类基因组基因并不能完全掌握人类疾病与健康的关键问题，因为人类对与自己共生的巨大数量微生物群落还知之甚少。据估算，人体内存在着数以万亿计的微生物，仅肠道内就有 10 万亿个细菌，是一个成人自身细胞数量的数倍。初步研究显示其所含基因数目的总和是人类基因组所含基因数目总和的 100 倍。而且多项研究发现，寄生在人体中的微生物在多种生理生化功能中发挥重要作用。例如，它们能够抵御感染，影响体重和消化功能，影响自身免疫性疾病的患病风险，甚至还会影响人体对癌症治疗药物的效果。但是，由于传统微生物学研究方法的局限，人类对于生活在自己体内的 95% 以上的微生物所知甚少。

二、研究计划

2007 年美国国立卫生研究院联合众多研究机构正式启动人类微生物组计划。HMP 第一阶段（HMP1）于 2013 年结束，来自美国麻省理工学院和哈佛大学 Broad 研究所、贝勒医学院、华盛顿大学医学院和 J.CraigVenter 研究所的研究人员，通过对 300 名健康个体鼻腔、口腔、皮肤、胃肠道和泌尿生殖道的微生物群落进行 16S rRNA 测序，识别了生活在人体内各个部位的数千种细菌、真菌及病毒，揭示了人体微生物群落的复杂性，证明了寄生在人体内的微生物是人类生物学不可或缺的一部分，也挑战了医学界认为微生物只是传染病病原体的传统观点。2014 年 HMP 第二阶段（HMP2）即 iHMP 启动，旨在对特定疾病人群的纵向研究中通过分析微生物组和宿主活动，以及创建微生物组和宿主功能特点的整合数据集来研究这些相互关系，并进一步阐明人体微生物在健康和疾病中的关键作用，目前已在多方面取得进展。

三、微生物与疾病的关系

肠道微生物稳态与机体健康存在密切的联系，若发生菌群失调，可能会导致各个系统的疾病（图1-4）。

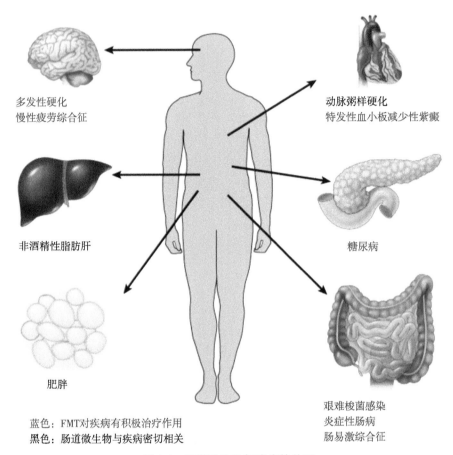

多发性硬化
慢性疲劳综合征

动脉粥样硬化
特发性血小板减少性紫癜

非酒精性脂肪肝

糖尿病

肥胖

艰难梭菌感染
炎症性肠病
肠易激综合征

蓝色：FMT对疾病有积极治疗作用
黑色：肠道微生物与疾病密切相关

图1-4　肠道微生物与疾病的关系

（一）微生物与早产

全世界每年约有1500万例妊娠不足37周的早产，早产仍然是全球第二大新生儿死亡原因，也是中高收入经济体中最常见的婴儿死亡原因。美国弗吉尼亚州、得克萨斯州、太平洋生物科学公司和美国华盛顿大学妇产科报道了约12 000个关于"生物组学"的社区资源，作为整个人类微生物组学项目的一部分。对45例早产和90例足月分娩对照组的16S rRNA、宏基因组、亚转录组和细胞因子谱进行纵向分析，结果发现早产主要发生于非洲血统的妇女。早产妇女阴道中乳酸杆菌水平显著降低，而BVAB1、*Sneathia amnii*、TM7-H1、*Prevotella* cluster 2和另外9种细胞因子水平：白细胞介素（IL）-1β、IL-6、IL-8、嗜酸性粒细胞趋化因子、肿瘤坏死因子（TNF）-α、IL-17A、巨噬细胞炎性蛋白（MIP）-1β、干扰素 -γ 诱导蛋白（IP）-10/趋化因子配体（CXCL）10、RANTES（活化调节正常 T 细胞表达和分泌的趋化因子）显著升高。有代表性的基因 *BVAB1* 和 *TM7-H1* 第一次被描述，早产相关分类群与阴道分泌液促炎细胞因子相关，这些发现突出评估了早产风险的新机会，也是迄今为止对阴道微生物组群进行的最大、最全面的研究之一。

（二）微生物与炎症性肠病

炎症性肠病（inflammatory bowel disease，IBD）包括克罗恩病（Crohn disease，CD）和溃疡性结肠炎（ulcerative colitis，UC），影响全球 350 多万人，其发病率在世界范围内不断增加。CD 和 UC 是一种复杂疾病，在临床、免疫、分子、遗传和微生物水平上存在差异，是由宿主、微生物和环境因素之间复杂的相互作用造成的。在 IBD 活动期肠道微生物功能失调，表现为 CD 和 UC 患者的微生物移位率要高于非 IBD 患者，例如，CD 患者专性厌氧菌的消耗和兼性厌氧菌如大肠杆菌的数量增加。IBD 中的优势菌属瘤胃球菌在 CD 和 UC 中也表现出差异，证明了兼性厌氧菌的特征性增加是以专性厌氧菌为代价的。在代谢组中，短链脂肪酸在菌群失调时通常减少，CD 患者菌群失调样本中胆汁酸胆盐、甘氨酸、牛磺酸结合物及鹅脱氧胆酰甘氨酸富集，相反，次级胆汁酸石胆酸盐和脱氧胆酸盐在菌群失调中减少，这表明次级胆汁酸产生的细菌在 IBD 患者菌群失调中耗尽，或者通过结肠的运转时间太短，这些化合物无法代谢，这些结果均表明菌群失调与 IBD 紧密相关。最重要的是将这些分子结果应用于临床，发现新的生物标志物可以更准确地预测 IBD 的产生和发展，以及找到新的宿主 - 微生物相互作用靶点，为缓解或治疗 IBD 提供突破口。

（三）微生物与前驱糖尿病

2 型糖尿病（type 2 diabetes，T2D）是一个日益影响人类健康的严重问题，前驱糖尿病和 T2D 通常与胰岛素抵抗有关，但对前驱糖尿病中宿主、微生物分子的整体研究还很缺乏。研究发现，在健康个体中，微生物代谢产长链多不饱和脂肪酸，其与血浆稳态葡萄糖水平（steady-state plasma glucose，SSPG）呈正相关，与高密度脂蛋白呈负相关。而在胰岛素抵抗个体中，吲哚乙酸和马尿酸等代谢物降低，微生物感染诱发炎症反应，引起三酰甘油与 SSPG 升高。

（四）微生物与呼吸系统

在呼吸道病毒感染（respiratory viral infection，RVI）和免疫过程中，宿主和微生物发生了广泛变化，RVI 后高敏 C 反应蛋白水平和白细胞计数增加，高密度脂蛋白降低。肠道和鼻腔微生物组的许多变化，包括肠道中的厚壁菌和拟杆菌属，这些细菌在炎症和 RVI 患者中减少。肠道内的瘤胃球菌、巴氏杆菌、阿利斯蒂普斯、里肯菌科和杆菌有所增加。鼻腔微生物群在 RVI 期间也发生了变化。在 RVI 期间，病毒载量增加后，鼻腔细菌变化较慢或延迟升高。

胰岛素敏感性参与对 RVI 的反应，大多数免疫相关途径在胰岛素敏感患者的早期事件（early events，EE）中（即感染后 1 ～ 6 天）上调，而胰岛素抵抗患者在晚期事件

（late events，EL）中（即感染后 7～14 天）几乎没有明显的免疫反应。在 RVI 期间，胰岛素抵抗患者鼻腔微生物分类群和预测基因的变化较少，鼻腔链球菌属仅在胰岛素敏感受试者 RVI 过程中增多。RVI 对胰岛素抵抗个体发生代谢紊乱的潜在风险增加，患者对 RVI 的免疫反应受损。

（五）微生物与肿瘤

人类肠道微生物群是一种极为复杂的微生物生态系统，在人体内直接或间接参与了物质代谢、消化吸收和免疫调节等过程。肠道菌群随着宿主的饮食习惯和生活方式进行动态调节，当其结构和功能受到破坏时，可通过破坏肠黏膜上皮细胞、改变宿主机体代谢和产生致癌物质等方式增加异常病灶，最终诱发癌变。

肠道菌群失调可通过免疫应答参与肿瘤的形成，如肿瘤炎症环境通过激活 STAT3 和 NF-κB 信号传导并上调促增殖和细胞周期驱动基因等方式促进癌症发展。肠道菌群还可通过慢性炎症引起组织损伤并产生氧化应激，使上皮细胞 DNA 损伤累积，导致肠上皮细胞癌变。此外，肠道菌群还可通过基因毒性反应影响结直肠癌（colorectal cancer，CRC）的发生发展。在结直肠癌发生发展过程中，肠道菌群的代谢产物也起到重要作用，如胺类、氨类、酚类和硫化氢等化合物可通过组织细胞慢性炎症和 DNA 损伤参与结直肠癌的发生发展过程。

肺癌患者的肺部微生物群有着特征性变化，致病性微生物是肺组织癌变的驱动因素之一。有研究对肺癌患者、肺部良性病变患者、健康人的支气管肺泡灌洗液进行宏基因组测序，结果发现所有标本中都存在拟杆菌门、变形杆菌门、放线菌门和厚壁菌门，其中肺癌患者微生物组丰度明显降低，普氏杆菌属是优势菌群。

此外，阴道微环境失衡与宫颈癌密切相关，女性阴道微生物多样性增加可能与高危人乳头瘤病毒（HR-HPV）持续感染有关并最终导致宫颈癌，而且疾病的严重程度与乳酸杆菌属相对丰度降低有关。微生物多样性增加可诱发子宫颈慢性炎症，破坏机体的黏膜屏障和免疫保护作用，加速 HR-HPV 感染而导致宫颈癌。

由此可以得出，微生物与肿瘤的发生发展密不可分，越来越多肿瘤与微生物的关系已经或即将被阐明，成为研究新方向。

四、总结

人类微生物组研究结果共同表明，微生物组是人类生物学的一个重要组成部分，也证实了微生物组对人类健康和发展的重要性。人类微生物组研究最终将帮助人类在健康评估与监测、新药研发和个体化用药，以及慢性病的早期诊断与治疗等方面取得突破性进展。HMP 项目也正在创造人类微生物组研究所需的最丰富的资源。

（饶本强　孙喜波）

参 考 文 献

张发明，2012. 粪菌移植的概念、历史、现状和未来. 中国内镜杂志，18（9）：930-934.

De Palma G，Lynch MDJ，Lu J，et al，2017. Transplantation of fecal microbiota from patients with irritable bowel syndrome alters gut function and behavior in recipient mice. Sci Transl Med，9（379）：eaaf6397.

Fujimoto K，Kimura Y，Allegretti J R，et al，2021. Functional restoration of bacteriomes and viromes by fecal microbiota transplantation. Gastroenterology，160（6）：2089-2102.

Kootte R S，Levin E，Salojärvi J，et al，2017. Improvement of insulin sensitivity after lean donor feces in metabolic syndrome is driven by baseline intestinal microbiota composition. Cell Metab，26（4）：611-619.

Paramsothy S，Nielsen S，Kamm M A，et al，2018. Specific bacteria and metabolites associated with response to fecal microbiota transplantation in patients with ulcerative colitis. Gastroenterology，156（5）：1440-1454.

Yan XF，Jin JJ，Su XH，et al，2020. Intestinal flora modulates blood pressure by regulating the synthesis of intestinal-derived corticosterone in high salt-induced hypertension. Circ Res，126（7）：839-853.

Zhang F，Luo W，Shi Y，et al，2012. Should we standardize the 1,700-year-old fecal microbiota transplantation. Am J Gastroenterol，107（11）：1755.

Zuo T，Wong S H，Cheung C P，et al，2018. Gut fungal dysbiosis correlates with reduced efficacy of fecal microbiota transplantation in *Clostridium difficile* infection. Nat Commun，9（1）：3663.

第2章

肠道菌群生理功能

第一节 微生物屏障系统

肠道菌群是存在于人体胃肠道内正常的微生物群，主要由拟杆菌、硬壁菌、放线菌和变形杆菌构成。人类的肠道中存在着大量共生菌，可以抵抗病原菌入侵，对维持人体健康起着重要的保护作用，被称为肠道微生物屏障。肠道共生菌抵抗病原菌入侵保护宿主的作用称为定植抗力。一旦肠道菌群出现紊乱，定植抗力遭到破坏，机体被感染的概率将明显升高，甚至导致死亡。由此可见，肠道菌群紊乱与肠源性感染息息相关，肠道共生菌在抵抗病原菌入侵方面起着重要作用，是肠道微生物屏障的重要组成部分。

一、肠道微生物屏障

肠道中有众多细菌，数量达10^{14}个，且种类丰富多样，其中绝大多数是厌氧型细菌，这些细菌在肠道中相互作用，形成了平衡的微生态系统，构成了肠道微生物屏障。肠道中专性厌氧菌如双歧杆菌、植物乳杆菌等益生菌，对肠黏膜具有很强的黏附能力，它们黏附在肠道黏膜表面，占据细胞表面的黏附位点而形成一道完整的菌膜，可阻止其他细菌，特别是致病菌的黏附和定植，避免其对机体健康的影响。除此之外，肠道内的双歧杆菌、乳酸菌等厌氧型益生菌能与肠道内其他致病菌争夺营养物质，在一定程度上抑制有害细菌的生长繁殖。肠道益生菌还能产生酸性代谢物，降低肠道内pH，产生具有抑菌作用的物质，抑制其他有害细菌生长繁殖，避免其黏附和定植于肠道黏膜。肠道内乳酸菌、双歧杆菌分泌的短链脂肪酸，如乙酸、丁酸等，能起到维持肠黏膜上皮细胞紧密连接的作用，从而保护肠道黏膜的机械屏障。

二、肠道微生物与肠道的相互作用

肠道细菌直接与肠上皮细胞接触，无论是致病菌还是益生菌，其细胞壁表面的分子先被作为益生菌模式识别。肠上皮细胞会根据与模式识别受体（pattern recognition receptor，PRR）结合的微生物相关分子模式（microbal associated molecular patterns，MAMP）类型和作用信号、MAMP反应量、对PRR的可接近性及肠道微生物效应分子等因素来识别微生物并调节相应的应答反应。除此之外，还有两个重要因素决定了肠上皮细胞的应答能力，一是PRR对MAMP的结合性，受细胞内细胞器分布及细胞内PRR表达水平的影响；二是PRR信号对宿主细胞的反馈调节能力。根据树突状细胞（dendritic cells，DC）和肠上皮细胞（intestinal epithelial cell，IEC）的应答程度和反应能力不同，将肠道细菌分为三类：第一类是致病性微生物，这类微生物具有高毒力，能引起强烈的宿主反应；第二类是益生性微生物，这类微生物能调节特定IEC和DC功能，再产生全身性

反应；第三类是共生微生物，这类微生物表现出对宿主应答的自我平衡。此外，尚有研究证明，致病菌的毒力因子能增强 MAMP-PRR 之间的相互作用，从而增强宿主细胞反应，但对于共生细菌，因为缺少特定的 MAMP，降低了肠道细胞反应，如拟杆菌属因缺少鞭毛和被修饰的 LPS，其 Toll 样受体 TLR5 和 TLR4 通路被限制，但目前引起宿主反应的具体菌体表面分子仍然无法确定。肠道益生菌能通过调节 DC 功能来调节辅助性 T 细胞（Th cell）和调节性 T 细胞（Treg cell）的分化，增强机体免疫能力或降低机体炎症反应。

三、共生菌与病原菌的竞争

（一）营养及位置竞争

定植抗力的实现很大程度上取决于共生菌与病原菌之间的竞争，主要包括营养竞争和位置竞争。大量研究显示，营养竞争是共生菌抵抗外来菌入侵的主要机制。每种微生物在肠道内进行高效特殊的新陈代谢并产生一定种类的营养物质。厌氧菌编码的酶可分解肠道黏液内的多糖，共生菌群如多形拟杆菌、普通拟杆菌及大肠杆菌可利用单糖，而病原菌如沙门菌、肠出血性大肠杆菌、志贺菌则难以利用单糖。入侵的病原菌摄取营养效率低，难以在肠道内繁殖，从而无法造成感染。共生菌占据肠腔有利位置，限制新入侵细菌的生长。一旦出现环境改变，如炎症、饮食或使用抗生素等，原有的肠道菌群遭到破坏，则会增加病原菌定植的风险，利于病原菌扩散。例如，使用抗生素杀灭了肠道内敏感菌群，给肠道内抗生素不敏感常居菌群和耐药菌群留下大量增殖空间，使其成为优势菌群，导致肠道微生态环境的破坏。

（二）代谢产物

共生菌通过代谢产物调节宿主肠道环境从而抑制病原菌的生长。肠道内厌氧菌分解多糖产生短链脂肪酸（short-chain fatty acid，SCFA），包括丁酸、丙酸和乙酸。SCFA 是人类肠道内细菌代谢最丰富的产物，已被证实可减轻部分肠道病原菌感染的严重程度。例如，SCFA 可抑制肠出血性大肠杆菌的生长，特别是 pH 呈酸性及厌氧条件下，SCFA 在细菌细胞质中聚集发挥其毒性作用并消耗质子动力。向志贺菌感染的兔子结肠中注入混合 SCFA，发现其可改善临床症状并可使志贺菌属的数量减少，而对照组则无该表现，提示 SCFA 可限制志贺菌属的定植。在近期的一项研究中，使用不同抗生素诱导小鼠肠道菌群移位，观察其对艰难梭菌的易感性，结果显示梭状芽孢杆菌的存在可显著抑制艰难梭菌的定植。梭状芽孢杆菌对艰难梭菌感染的保护作用被认为与次级胆汁酸密切相关，因为梭状芽孢杆菌是少见的具有 baiCD 基因的微生物，可以编码 7α-羟基类固醇脱氢酶，促进次级胆汁酸的生成。由此可见，微生物分泌的代谢产物在治疗艰难梭菌感染方面具有一定临床应用价值。

（三）直接对抗病原菌

除了制造不利于病原菌生长的环境外，共生菌还可直接对抗病原菌，并产生细菌素抵抗其他细菌入侵。细菌素主要由厚壁菌门产生，拟杆菌门、变形菌门和放线菌门亦可编码细菌素，影响肠道内菌群分布。一部分产生细菌素的共生菌已被用作益生菌改善肠道健康（如双歧杆菌、乳酸菌），但现在对于大部分菌株仍然无法确定细菌素的产生是否可为其提供益生特性。肠球菌属作为共生菌的常见菌种，有时可移位至机体深层组织或血液中引起感染。许多肠球菌携带接合性质粒pPD1，其表达的细菌素可清除小鼠肠道内抗生素耐药的肠球菌。这些研究为患者肠道内耐药肠球菌定植提供了新的临床策略，对预防耐药肠球菌感染具有积极意义。

（四）Ⅵ型分泌系统

除细菌素外，共生菌可利用Ⅵ型分泌系统（type Ⅵ secretion system，T6SS）对抗病原菌入侵。早期针对T6SS功能的研究主要集中在T6SS在病原菌致病中的作用。随着深入的研究，人们发现T6SS具有识别非己的功能，并参与了细菌间的相互作用，表现出复杂多样的生物学功能。革兰氏阴性菌通过Ⅵ型分泌系统将毒力蛋白或效应子，包括肽聚糖水解酶、核酸酶、磷脂酶和膜孔蛋白直接释放到目标细胞周质中。拟杆菌门存在编码T6SS的基因，哺乳动物发生感染时T6SS基因表达并抑制肠道细菌生长，表明与细菌素相似，T6SS可促进定植抗力，维持肠道主要菌群的稳定性。综上所述，肠道共生菌群可直接或间接限制病原菌生长。

第二节　肠道菌群的免疫调节作用

免疫系统是机体执行免疫应答防御病原体入侵的最有效的系统。肠道微生物系统与免疫系统间有着密切的关系。婴儿接触到外界环境后，细菌迅速从口及肛门进入人体并完成定植，然后随着年龄的增长，在优势菌群分泌的多种物质协作下肠道免疫系统也随之逐渐发育成熟，其中肠相关淋巴组织（gut-associated lymphoid tissue，GALT）的发育与成熟也和肠道中的细菌有一定关联。作为肠道黏膜免疫的"第一防线"，GALT的首要功能为非特异性识别并杀伤致病菌及提呈抗原并激活下游的适应性免疫应答。此外，GALT在维持机体免疫耐受方面也具有重要作用。

一、肠道菌群对黏膜免疫系统的作用

人类肠道黏膜内含有大量淋巴组织，是产生抗体最多的器官。大多数产生抗体的细胞位于肠道相关淋巴组织内，包括淋巴结、盲肠结、派氏结以及沿肠壁纵向排列的淋巴滤泡等。无菌小鼠肠道淋巴组织发育不全、数量减少，尤其是派氏结，其数目及细胞数量都减少，同时淋巴滤泡的数量也明显减少，表明肠道菌群对哺乳动物肠道淋巴组织的发育和维持是必需的。给无菌动物引入正常肠道菌群可恢复肠道组织结构，并可恢复淋巴结的细胞数量及大小。

免疫系统的发育可以抵抗病原微生物的增殖，肠道微生物对黏膜免疫系统的发育非常重要。肠道黏膜层可以分泌抗菌肽，包括α-防御素和β-防御素，其中α-防御素抑菌作用广泛，可控制肠道菌群的组成和数量。例如，小鼠缺乏基质金属蛋白酶7，表现为拟杆菌门减少，厚壁菌门增加。新生儿出生时免疫系统发育不完全，出生后随着肠道菌群定植，免疫系统发育逐渐完全。研究发现，双歧杆菌、脆弱拟杆菌等细菌的定植情况与婴儿的免疫功能相关。对0～6月龄健康婴儿观察发现，肠道内脆弱拟杆菌和双歧杆

菌的定植时间越早，外周血免疫球蛋白 A（IgA）分泌细胞的含量就可被越早检测出来，随着肠内脆弱拟杆菌和双歧杆菌数目的增加，外周血 IgA 定向细胞数量亦逐渐增加。另有研究发现，婴儿早期粪便样本中双歧杆菌的数量与黏膜分泌型免疫球蛋白 A（sIgA）的分泌浓度有关，提示双歧杆菌的多样性能促进黏膜 sIgA 系统的成熟。

二、肠道菌群对肠道外免疫系统的作用

（一）B 细胞

肠道菌群与 B 淋巴细胞间的关系密切，在菌群定植过程中初次免疫应答产生 IgA 分泌进入肠腔。sIgA 是黏膜免疫防御的第一道防线，但在溃疡性结肠炎患者体内消失，表明微生物信号的早期识别及 B 细胞类型转换对于维持正常黏膜稳态非常重要。应用无菌小鼠作为模型的研究亦说明细胞信号在 B 细胞发育中具有关键作用。无菌小鼠小肠浆细胞数量明显减少，全身次级淋巴结及浆细胞数量明显减少，产生 IgA 的能力也明显减弱，与此相对应，全身免疫球蛋白的含量也降低；无菌小鼠大部分全身免疫球蛋白降低，但 IgE 却是增高的；无菌小鼠体内派氏结产生 IgE 的 B 细胞数量增多，无菌小鼠及抗生素处理过的小鼠因缺乏肠道菌群的刺激，对口服 Th2 抗原耐受性受损；无菌小鼠肠道及全身免疫球蛋白分泌缺陷，能通过向小鼠体内引入正常菌群纠正。总之，肠道菌群在免疫球蛋白的产生中发挥重要作用。

（二）树突状细胞/巨噬细胞

肠道菌群影响抗原提呈细胞的发育。从无菌动物脾脏、淋巴结提取出含有 CD86 和主要组织相容性复合体 Ⅱ（MHC Ⅱ）表面标志且在体外能够促进 T 细胞增殖的树突状细胞，这种树突状细胞的数量与正常小鼠相比明显减少。给无菌动物应用大肠杆菌能增加肠道固有层树突状细胞的数量，说明肠道菌群在调节树突状细胞数量上扮演重要角色。单核巨噬细胞的发育同样受肠道菌群的影响。给无菌动物应用嗜酸乳杆菌或罗伊氏乳杆菌能恢复单核巨噬细胞的数目，提示肠道菌群有利于调控单核巨噬细胞的发育。

树突状细胞通过表达不同 Toll 样受体（TLR）对潜在病原体发生反应，对维持健康发挥重要作用。TLR5 识别细菌鞭毛，TLR4 识别脂多糖（LPS），LPS 是肠道大多数革兰氏阴性细菌包膜外结构。另外，肠道固有层 CD11c⁺ 细胞在接触到鼠伤寒致病性鞭毛后以 TLR5 依赖的形式产生促炎性细胞因子 IL-6。所以，肠道树突状细胞对正常微生物群没有反应，但当遇到致病菌时则大量表达促炎性细胞因子。

肠道菌群直接或间接地影响肠道抗原提呈细胞对某些抗原物质的耐受。在炎症性肠病患者体内，抗原提呈细胞对抗原物质的耐受性缺失，患者肠道内促炎症巨噬细胞明显高于正常人。一些研究还发现，部分肠道树突状细胞专门在免疫耐受中发挥作用。免疫耐受调控树突状细胞位于肠道外，如脾和淋巴结，通过产生 IL-10 抑制调节性 T 细胞的功能。

（三）Th17/Treg 细胞

正常饲养的动物小肠固有层能以不依赖 TLR 途径自发产生 IL-17，而无菌动物小肠

自发产生IL-17的能力缺失。*MyD88*基因敲除小鼠Th17细胞数量正常，说明肠道菌群是以TLR非依赖途径促进Th17细胞发育。在哺乳动物肠道中，特异性细菌及菌体产生的刺激物对调节Th细胞起关键作用。此外，肠道菌群可通过产生活性分子以不依赖TLR途径调控Th17细胞分化。给无菌小鼠全身或直肠应用三磷酸腺苷（ATP），能刺激固有层抗原提呈细胞产生IL-6、IL-23及转化生长因子β（TGF-β），促进Th17细胞分化。

无菌动物小肠内Th17细胞减少，但大肠内Th17细胞增加。在大肠内肠道菌群通过依赖白细胞介素IL-17家族中IL-25的产生来调控菌群，以及抑制固有层巨噬细胞IL-23的产生下调IL-17，从而调控Th17细胞发育。此外，小肠固有层Th17细胞分化需要特异的肠道菌群，如拟杆菌。Th17细胞发育是TLR非依赖的，但需要TGF-β的激活，这预示着肠道菌群可调节哺乳动物肠道内Th17/Treg细胞的平衡。肠道黏膜中Th17细胞和Treg细胞间存在非常亲密的关系，在调节Th17细胞应答中扮演重要角色。Treg细胞在体外抑制效应性T细胞增殖，保护机体免受自身免疫反应及其他炎性疾病损伤。此外，无论是无菌动物还是常规饲养动物，体外肠系膜淋巴结中Treg细胞都不抑制CD4$^+$ T细胞增殖。一些肠道菌群能促进Treg细胞发育，如乳杆菌属、双歧杆菌可促进肠道上皮Treg细胞增多，表明肠道菌群对肠系膜内Treg细胞的数量及功能的正常发育起着重要作用。

（四）Th1/Th2细胞

Th1细胞能抵抗细菌、病毒、原虫感染，Th2细胞免疫反应对免疫调节及抵抗寄生虫非常重要。Th1及Th2产生的细胞因子不协调能导致人类患病，溃疡性结肠炎及变应性疾病与Th2细胞因子反应过于强烈有关。炎症性肠病患者肠道菌群发生改变，肠道菌群耐受性被打破，说明细菌对肠道黏膜的免疫反应与疾病发生相关。

第三节　肠道菌群的代谢调节作用

肠道菌群在宿主营养、作息甚至基因的限制下直接参与人体代谢，与人类共同进化，通过多种途径与肠道黏膜相互作用，在整个生命周期中参与胆汁酸、胆碱代谢，与糖尿病、肥胖、过敏等代谢类疾病密切相关。在肠道菌群与微生物代谢机制的基础上通过益生菌和益生元修饰肠道微生物群可以改善人体健康。

一、能量代谢

肠道细菌将人体内不消化的多糖进行发酵降解为宿主提供能量。多糖可被结肠中细菌分解为短链脂肪酸：丙酸盐，丁酸盐。在肠道中，丁酸盐通过刺激脂肪瘦蛋白以调节热平衡，亦可诱导胰高血糖素，诱导产生丁酸的主要有梭状芽孢杆菌、真细菌、罗氏菌属。丁酸盐可控制中性粒细胞，减少血管细胞炎症表达。其他短链脂肪酸，如丙酸盐、醋酸盐可在血流运输中至不同器官作为氧化底物生成酯类，参与新陈代谢。肝细胞利用丙酸盐进行糖异生。短链脂肪酸是最重要的肠道细菌产物之一，并且影响人体能量消耗与肠道动力。

人体每天会分泌50～100mg挥发性酚类，酚类代谢物也可干预能量代谢，主要有苯酚、4-甲酚与较低含量的乙基苯酚。多酚代谢物可以与肠道细菌细胞膜作用，抑制酶活性，减少脂肪堆积。肠炎类疾病导致乳杆菌、拟杆菌减少，胃肠道细菌组成降低。90%～95%的多酚并未被小肠吸收，而是进入结肠通过肠道菌群代谢利用。

二、胆汁酸代谢

胆酸和鹅去氧胆酸主要在人体肝脏中由胆固醇合成，作用是促进胆固醇、胆色素、磷脂的代谢。肠道微生物可转运胆汁酸，肠道内胆汁酸主要靠拟杆菌属、优杆菌属、梭菌属转化，小部分生物转化由需氧菌如放线菌、变形菌门调节。包括用水解酶将结合胆汁盐牛磺酸、甘氨酸解离，再各自形成次级胆汁酸，胆汁酸转化物会被回肠末端上皮细胞转运蛋白等重吸收回肝脏。含有胆汁盐水解酶的细菌分为以下几种种类，包括厌氧菌和需氧菌，主要以拟杆菌、梭菌、真细菌和埃希菌属等厌氧菌为主。拟杆菌可促进结合胆汁酸的早期解离和7-脱羟基增加疏水性使其更易吸收。法尼醇X受体（FXR）的信号影响诸如胆汁酸合成、转运、脂化、糖类代谢的靶基因，且包括肠道的自然免疫。胆汁酸可激活FXR表达，进而调节体内能量代谢平衡、控制体重、抑制肠道细菌的过度增殖。

三、胆碱代谢

胆碱是细胞膜的重要组成部分，精肉和鸡蛋中含量较多，可由宿主自身合成，在肝脏中首先被代谢。胆碱在脂质代谢、合成低密度脂蛋白中起重要作用，若获取胆碱不足会引发小鼠和人肠道微生物群的改变。肠道微生物酶可以把胆碱催化为三甲胺，进一步被黄素单氧化酶系代谢为二水氧化三甲胺。这些转化作用降低了可利用胆碱的量，可能会触发小鼠形成非酒精性脂肪肝。

四、益生菌与益生元

2002年联合国粮食及农业组织将益生菌定义为"适量作用能赋予宿主健康好处的活的微生物"。益生菌指含活菌和（或）包括菌体组分及代谢产物的死菌的生物制品，被称为"自然之宝"。益生元是一类非消化性物质，不可被人体直接消化吸收，但可被肠道菌群利用来保持肠道生态菌群的平衡。人体益生菌主要包括双歧杆菌属、乳酸菌属、部分丁酸梭菌属及芽孢杆菌属微生物，消化时对宿主产生积极作用，常被用来治疗胃肠疾病。添加益生菌是改善健康和治疗疾病的有效方法。肠道上皮细胞屏障功能增加亦来源于益生菌活性。

益生菌、益生元的添加主要有以下三方面作用：①双歧杆菌细胞壁有一定抗肿瘤作用。婴儿奶粉中添加动物双歧杆菌可增加肠道免疫力，减少肠黏膜炎症；摄取反式低聚半乳糖益生元可增加老年群体中双歧杆菌的数量，进而增加结肠中有益菌数量；②益生菌移植的胖小鼠体内，肠道内壁单糖的吸收增加，脂肪和三酰甘油的堆积减少；③益生菌能够诱导树突状细胞而调控T细胞，亦可以预防胃肠道感染，维持消化道内微生态平衡，且具有抗肿瘤作用。健康人每日服用小剂量益生菌，可以活化淋巴细胞，增加巨噬细胞的吞噬活性，使人体sIgA明显增多，增强非特异性免疫功能。

第四节　肠道菌群的内分泌调节作用

人体肠道含有超过100万亿个肠道微生物。以前由于检测手段的限制，肠道菌群很大程度上被忽视。直到最近几年才意识到这些肠道内的"居民"与宿主形成了共生关系，在维持宿主健康方面发挥着重要作用。肠道菌群失调不仅影响各种肠道疾病，还会导致代谢异常的发生，如糖尿病、肥胖、代谢综合征等。越来越多的研究表明，肠道菌群与内分泌疾病的发生发展息息相关，此外，肠道菌群对内分泌腺体也有着非常重要的作用。

一、肠道菌群与高血糖

目前研究表明，肠道菌群参与高血糖状态的机制主要与以下几点有关：①参与胰岛素抵抗；②产生短链脂肪酸，短链脂肪酸是由肠道微生物分泌产生，在肠道细胞增殖和肥胖整体调控中起主导作用，可通过促进分泌胰高血糖素肽-1、增加胰岛素敏感性等参与血糖调节；③促进次级胆汁酸的形成，肠道菌群是胆汁酸合成代谢的"调节器"，影响胆汁酸毒性、疏水性作用。次级胆汁酸可激活法尼醇受体及G蛋白偶联胆汁酸受体，促进糖脂代谢。肠道菌群发生紊乱时，上述途径受阻，糖代谢异常从而导致血糖升高。

二、肠道菌群与代谢综合征

代谢综合征是一组以高血糖、肥胖、血脂异常及高血压为主要表现的临床症候群。据推测，到2035年代谢综合征的患病率将会增加到53%，严重影响人类机体健康。肠道菌群参与代谢综合征的可能机制包括①免疫系统：肠道菌群通过诱导慢性炎症反应、调节T淋巴细胞分化、编码免疫球蛋白促进B细胞成熟、刺激B细胞产生抗体等途径，平衡全身免疫应答；②脂多糖：(Lipopoly saccharide，LPS)是革兰氏阴性杆菌细胞壁的主要活性成分，当肠黏膜屏障被破坏时，黏膜的通透性增加，毒素、食物抗原和感染因子从胃肠腔移位至靶组织，LPS进入血液可引起内毒素血症，介导全身低水平炎症反应，最终促进代谢综合征或肥胖的发生；③能量代谢：肠道菌群可利用宿主不能利用的物质作为自身的能量来源，同时促进机体对多糖的吸收。

三、肠道菌群与性腺

多囊卵巢综合征（polycystic ovarian syndrome，PCOS）是育龄女性最常见的内分泌疾病，PCOS患者常伴有心血管疾病、血脂异常、2型糖尿病、腹型肥胖和内皮功能障碍等代谢紊乱，这些代谢性疾病与肠道菌群之间存在一定相关性。PCOS发病机制和病因尚不清楚，有研究发现，性激素与肠道菌群之间存在双向交互作用，这个新颖的概念被定义为"微性别组"。雄性和雌性动物肠道菌群的组成在青春期时分化，提示性激素水平可对肠道菌群的组成产生特定影响。研究发现PCOS大鼠肠道菌群的组成与对照组相比，乳酸菌、梭状芽孢杆菌和瘤胃球菌所占比例较低，普氏杆菌较高。使用健康大鼠的粪菌移植治疗PCOS大鼠后，粪菌移植组8只大鼠的发情周期均得到改善，雄激素合成减少，卵巢形态恢复正常。肠道菌群的组成随着乳杆菌和梭状芽孢杆菌的增加、普氏杆菌的减少而恢复。这些结果表明肠道菌群的生态失调与PCOS的发病机制有关，通过粪菌移植进行微生物群干预有利于PCOS大鼠的治疗。PCOS患者高脂高糖饮食可能导致肠道菌群失调，以致肠道通透性增加，革兰氏阴性细菌产生的脂多糖穿过肠壁进入血液循环，导致慢性炎症反应，激活免疫系统，干扰胰岛素受体，进而升高胰岛素水平，促进卵巢中睾丸激素的产生，导致PCOS。这一理论在一定程度上可以解释肠道菌群在PCOS发病机制中的作用。

四、肠道菌群与甲状腺

甲状腺功能亢进（甲亢）会导致肠道菌群失调，与甲状腺功能正常的受试者相比，甲亢患者粪便样本中双歧杆菌和乳酸菌的数量显著降低，肠球菌的数量显著升高。对33例严重活动性Graves眼病患者和32名健康志愿者进行肠道菌群分析。结果表明，与对照组相比，Graves眼病患者肠道菌群多样性显著降低，拟杆菌数量明显增加，两组间菌落分布有显著差异。其中，桥本甲状腺炎组普氏菌属丰度显著降低，而普氏菌属可通过减少人体肠道中辅助性T细胞的极化而避免触发自身免疫应答。甲状腺功能减退症患者小肠细菌过度生长，这种变化促进了胃肠神经肌肉功能的损害，并导致一系列胃肠症状，通过适当的抗生素治疗则会逆转小肠细菌带来的不适。

第五节　肠道菌群对药物代谢的影响

20世纪中叶以来，肠道微生物群对药物代谢的影响受到关注，随着肠道菌群各种代谢能力被发现，它在药物代谢中的作用也得到了深入研究。肠道菌群对药物代谢的影响与药物毒理作用和药效密切相关，进而影响临床上的合理用药。肠道是药物吸收的主要场所之一，口服药物被吸收入血之前首先会暴露于肠道菌群中，大量的肠道微生物通过分泌裂解酶、水解酶、氧化还原酶、转移酶及其他生物活性分子来影响药物的吸收和代谢，从而改变药物的毒性和效能。成人肠道微生物群通常是一个动态平衡的微生态系统，存在的优势菌门通常是厚壁菌门、变形菌门、拟杆菌门及放线菌门等。肠道微生物的组成和功能会受到多方面因素的影响，如宿主的年龄、性别、饮食、遗传、疾病和药物等。

一、肠道菌群对中药的代谢

肠道菌群对中药成分的代谢主要通过分泌代谢酶来完成，人体肠道细菌种类繁多，分泌的酶主要有糖苷酶、硝基还原酶和偶氮还原酶等。肠道菌群对中药成分的代谢主要以水解为主，氧化和还原为辅。经过肠道菌群代谢之后，中药结构成分会发生脱氢、脱羟基、脱糖基等变化并转化成不同的代谢产物。中药成分会转化为相应的新活性代谢产物，从而发挥其药理学疗效。目前对于肠道菌群对不同中药成分的代谢研究主要涉及皂苷类、黄酮类、生物碱类、单萜类、蒽醌类、甾体类和木脂素类化合物等。

二、肠道菌群对化学药物的代谢

肠道菌群对药物有多种修饰作用，其中最重要的是水解作用和还原作用，此外，还可以产生脱烷基、脱羧、去甲基、去氨基、乙酰化和解偶联等，可以给药物带来活化、再活化、失活、毒化等影响。例如，洛伐他汀K是一种天然产生的他汀类药物，它只有以β-羟基酸的形式存在时才有降脂效果。肠道微生物不会将洛伐他汀K激活为β-羟基酸，反而可能通过降解活性代谢物β-羟基酸而阻碍降脂作用，所以可以认为某些肠道菌群不利于洛伐他汀K发挥降脂作用。将肠道菌群对近30多种药物的代谢作用进行统计分析，结果显示经肠道菌群代谢后的化学成分生物利用度会有所变化，其变化趋势通常与活性变化趋于一致。肠道菌群对化学药物和部分天然活性因子产生的影响可参见表2-1。

表2-1 肠道菌群对化学药物和部分天然活性因子代谢的影响

对代谢影响	药物和天然活性因子
增加活性	5-氨基水杨酸，柳氮磺胺吡啶，巴柳氮，奥沙拉嗪，旋前硅油，洛伐他汀，辛伐他汀，左旋咪唑，唑尼沙胺，琥珀酰磺胺噻唑，氨氯地平
降低活性	L-多巴，氧化洛哌丁胺，甲硝唑，雷尼替丁，尼扎替丁，乳果糖，索里夫定，利培酮，对乙酰氨基酚
增加毒性	双氯芬酸，酮洛芬，吲哚美辛，伊立替康，甲硝唑，氯硝西泮，氯霉素，吗啡

三、肠道菌群对药物的作用机制

（一）直接影响

人体和肠道菌群为密不可分的共生体，微生物菌落-宿主共代谢形成了药物共代谢的能力。宿主-药物代谢体系主要通过Ⅰ相代谢及Ⅱ相代谢来完成。Ⅰ相代谢为暴露基团反应，相关反应为水解和氧化、还原，参与反应的酶为P450酶系。Ⅱ相代谢为结合反应，相关反应为乙酰化、磺化和葡萄糖醛酸化等，参与反应的酶为氮乙酰转移酶、磺基转移酶、β-葡萄糖醛酸酶、尿苷5′-二磷酸葡萄糖醛酸基转移酶/尿苷二磷酸葡萄糖醛酸基转移酶（UGT）和葡萄糖硫酮硫转移酶等。除了宿主分泌的代谢酶外，肠道微生物分泌的多种代谢酶也在微生物-宿主共代谢中发挥着重要作用。

伊立替康（CPT-11）是一种结直肠癌化疗药物，主要作用是抑制细胞中的拓扑异构酶Ⅰ，严重腹泻是患者接受伊立替康治疗的剂量限制性副作用。CPT-11进入人体后，首先在肝脏中被羧酸酯酶（CE）转化为有抗肿瘤活性的SN-38。大部分SN-38会与葡萄糖苷在肝脏葡萄糖醛酸转移酶（UGT1A1）的作用下结合为无活性的SN-38G。SN-38G经胆汁排泄后入肠，在肠道微生物产生的β-葡萄糖醛酸苷酶的作用下解偶联重新转化为SN-38，SN-38对肠上皮细胞有毒性作用，它在胃肠道中的累积是导致患者发生严重腹泻的原因。当给予抗生素治疗时，通过对肠道菌群的抑制可以减少β-葡萄糖醛酸苷酶的产生，从而减少SN-38G向SN-38的转化，伊立替康的毒副作用大大减轻（图2-1）。

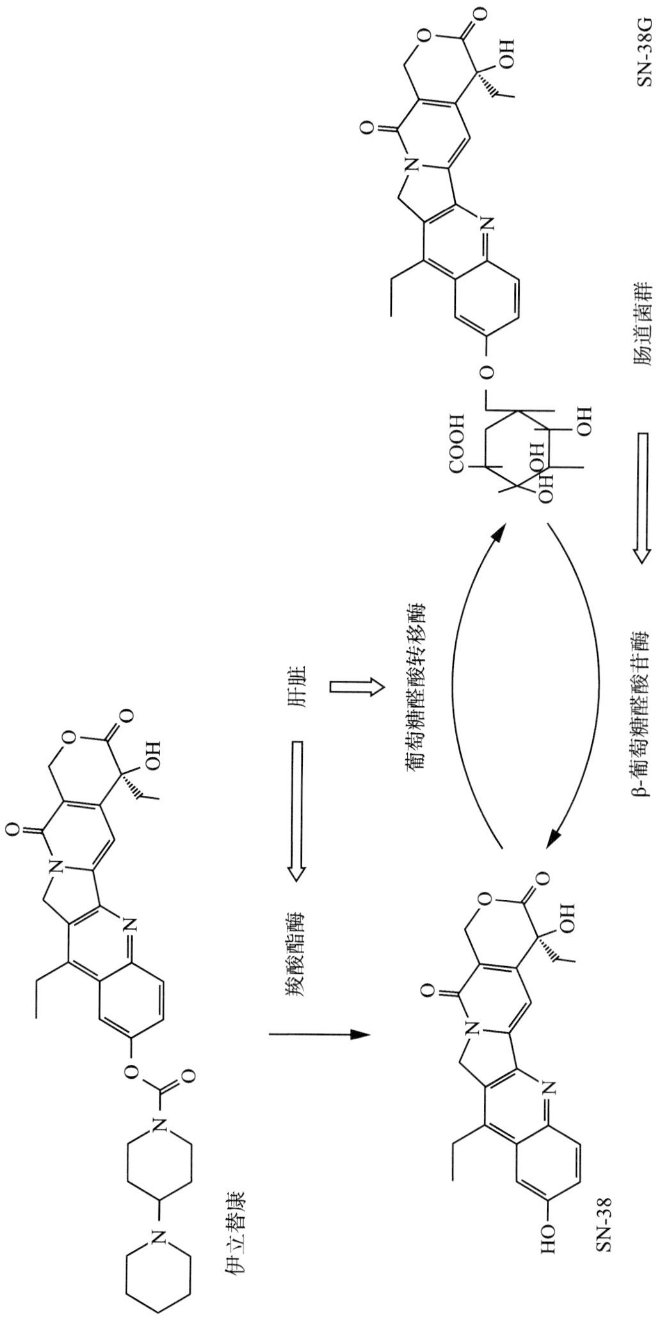

图2-1 肠道菌群对伊立替康的代谢

（二）间接影响

对乙酰氨基酚（扑热息痛，APAP）是一种广泛应用于临床的解热镇痛药，但APAP过量所导致的肝毒性是急性肝衰竭的主要原因。当给予小鼠抗生素时可缓解APAP所致的肝损伤，这证明了肠道菌群和APAP肝毒性之间的依赖关系。对小鼠肠道菌群进行代谢组学分析后，发现其代谢产物之一1-苯基-1,2丙二酮（PPD）呈现昼夜节律性，且PPD和APAP对肝损伤有协同作用。进一步研究后，作者证明了其中的作用机制，肠道微生物产生的PPD和APAP存在对谷胱甘肽的竞争消耗途径，PPD对肝脏中的谷胱甘肽消耗过多，造成APAP代谢活性产物积累，从而导致严重的肝损伤。这项研究说明，肠道菌群通过分泌代谢产物可间接影响药物肝毒性。

微生物定居会引起宿主基因表达的改变，在药物代谢中，CYP450酶系发挥着重要作用。Toda等对比了无菌（GF）小鼠与无特定病原体（SPF）小鼠肝脏中CYP450酶基因的表达，结果发现大多数CYP同工酶在GF小鼠肝脏中表达水平更高。以GF小鼠和SPF小鼠为实验对象来探究肝脏基因谱的表达与肠道菌群的关系，肠道菌群可影响112个基因的差异表达，其中编码CYP450相关酶系的*POR*基因具有较大差异；在GF小鼠中也观察到了更高水平的雄甾体受体（CAR），潜在的机制可能是胆红素、一级胆汁酸和类固醇激素作为CAR的激活剂增强了其表达。

（王　冰）

参 考 文 献

李旻，2009. 人体肠道菌群结构与宿主代谢的相关性研究. 上海：上海交通大学.

王萍，王颖，万红，等，2020. 肠道菌群在代谢综合征发病机制中的作用. 中国糖尿病杂志，28（2）：147-149.

杨丽聪，郑国栋，蒋艳，等，2011. 咖啡碱与茶多酚组合对小鼠肝脏脂肪代谢酶活性的影响. 中国食品学报，11（3）：14-19.

Atarashi K，Nishimura J，Shima T，et al，2008. ATP drives lamina propria T（H）17 cell differentiation. Nature，455（7214）：808-812.

Basler M，2015. Type VI secretion system：secretion by a contractile nanomachine. Philos Trans R Soc Lond B Biol Sci，370（1679）：2015.

Beltrán D，Frutos-Lisón MD，Espín JC，et al，2019. Re-examining the role of the gut microbiota in the conversion of the lipid-lowering statin monacolin K（lovastatin）into its active β-hydroxy acid metabolite. Food Funct，10（4）：1787-1791.

Brandtzaeg P，Carlsen HS，Halstensen TS，2006. The B-cell system in inflammatory bowel disease. Adv Exp Med Biol，579：149-167.

Buffie CG，Pamer EG，2013. Microbiota-mediated colonization resistance against intestinal pathogens. Nat Rev Immunol，13（11）：790-801.

Engin A，2017. The definition and prevalence of obesity and metabolic syndrome. Adv Exp Med Biol，960：1-17.

Furusawa Y，Obata Y，Fukuda S，et al，2013. Commensal microbe-derived butyrate induces the differentiation of colonic regulatory T cells. Nature，504（7480）：446-450.

Gagnon M，Kheadr EE，Le Blay GL，et al，2004. In vitro inhibition of Escherichia coli O157：H7 by bifidobacterial strains of human origin. Int J Food Microbiol，92（1）：69-78.

Gu SL，Chen YB，Zhang XW，et al，2016. Identification of key taxa that favor intestinal colonization of *Clostridium difficile* in an adult Chinese population. Microbes Infect，18（1）：30-38.

Hanauer SB，2006. Inflammatory bowel disease：epidemiology，pathogenesis，and therapeutic opportunities. Inflamm Bowel Dis，12 Suppl 1：S3-S9.

Ivanov II，de Llanos Frutos R，Manel N，et al，2008. Specific microbiota direct the differentiation of IL-17-producing T-helper cells in the mucosa of the small intestine. Cell Host Microbe，4（4）：337-349.

Jia W，Li HK，Zhao LP，et al，2008. Gut microbiota：a potential new territory for drug targeting. Nat Rev Drug Discov，7（2）：123-129.

Kamada N，Hisamatsu T，Okamoto S，et al，2008. Unique CD14 intestinal macrophages contribute to the pathogenesis of Crohn disease via IL-23/IFN-gamma axis. J Clin Invest，118（6）：2269-2280.

Kommineni S，Bretl DJ，Lam V，et al，2015. Bacteriocin production augments niche competition by enterococci in the mammalian gastrointestinal tract. Nature，526（7575）：719-722.

Lodes MJ，Cong Y，Elson CO，et al，2004. Bacterial flagellin is a dominant antigen in Crohn disease. J Clin Invest，113（9）：1296-1306.

Mestecky J，McGhee JR，1987. Immunoglobulin A（IgA）：molecular and cellular interactions involved in IgA biosynthesis and immune response. Adv Immunol，40：153-245.

Shi TT，Xin Z，Hua L，et al，2019. Alterations in the intestinal microbiota of patients with severe and active Graves' orbitopathy：a cross-sectional study. J Endocrinol Invest，42（8）：967-978.

Sjögren YM，Tomicic S，Lundberg A，et al，2009. Influence of early gut microbiota on the maturation of childhood mucosal and systemic immune responses. Clin Exp Allergy，39（12）：1842-1851.

Song Y，Liu C，Finegold SM，2004. Real-time PCR quantitation of clostridia in feces of autistic children. Appl Environ Microbiol，70（11）：6459-6465.

Swank GM，Deitch EA，1996. Role of the gut in multiple organ failure：bacterial translocation and permeability changes. World J Surg，20（4）：411-417.

Trinchieri G，Sher A，2007. Cooperation of Toll-like receptor signals in innate immune defence. Nat Rev Immunol，7（3）：179-190.

Uematsu S，Jang MH，Chevrier N，et al，2006. Detection of pathogenic intestinal bacteria by Toll-like receptor 5 on intestinal CD11c$^+$ lamina propria cells. Nat Immunol，7（8）：868-874.

Viljanen M，Pohjavuori E，Haahtela T，et al，2005. Induction of inflammation as a possible mechanism of probiotic effect in atopic eczema–dermatitis syndrome. J Allergy Clin Immunol，115（6）：1254-1259.

Wakkach A，Fournier N，Brun V，et al，2003. Characterization of dendritic cells that induce tolerance and T regulatory 1 cell differentiation in vivo. Immunity，18（5）：605-617.

Zaph C，Du YR，Saenz SA，et al，2008. Commensal-dependent expression of IL-25 regulates the IL-23-IL-17 axis in the intestine. J Exp Med，205（10）：2191-2198.

Zhou L，Li XL，Ahmed A，et al，2014. Gut microbe analysis between hyperthyroid and healthy individuals. Curr Microbiol，69（5）：675-680.

第3章

肠道菌群失调与疾病

第一节 肠道菌群失调的机制

以肠道菌群为代表的人体微生态系统被誉为人体的第二套基因组，与人类的健康和疾病的发生密切相关，第二套基因组与人体自身的基因组相比更容易发生改变。肠道菌群构成极其复杂，不均衡饮食、病原菌入侵和抗生素的过度使用都会引起菌群失调。

一、不均衡饮食

饮食是影响肠道菌群的最重要的因素之一，肠道菌群的显著变化与饮食改变密切相关，从水果、蔬菜和其他植物中摄取的膳食纤维起到了重要作用。随着经济和社会的发展，人类的生活方式及饮食习惯发生了翻天覆地的变化，物质生活的极大丰富使得高脂、高糖、高蛋白饮食越来越普遍，高脂饮食可以通过影响肠道微生态系统来左右消化道疾病的发生和发展。

二、病原菌的入侵

病原菌是一种能入侵宿主引起感染的微生物，有细菌、真菌和病毒等。病原菌的致病物质可分为毒素和侵袭力两大类：毒素直接破坏机体的结构和功能；侵袭力本身无毒性，但能突破宿主的生理防御屏障，并可在机体内生存定植、繁殖和扩散。在微生态学的角度，一个微生态系统中每一种微生物都占据特定的生态位，而病原菌作为外来物种想在原有的微生态体系中占有一席之地并不容易，然而，病原菌可以通过合成释放生物毒素等方式在生态位的竞争中迅速占据优势并最终成为该微生态系统中的优势微生物，进而严重扰乱原微生态体系的平衡。

三、抗生素的过度使用

大多数抗生素具有广谱活性，因此可用于治疗多种疾病。尽管抗生素被设计针对病原微生物，但肠道菌群的相关成员也受到影响，并且能够在抗生素停止使用很久之后，对肠道菌群产生持久的负面影响。抗生素还可以促进抗生素耐药菌株的扩增，这些菌株可以作为肠道微环境中耐药基因的储存库。抗生素治疗后微生物组的多样性通常会降低，即使大多数微生物恢复到预处理水平，一些成员也会无限期地从群落中消失。由于肠道菌群在提供营养、次级代谢物或去除有毒废物产品方面可能依赖于其他入侵者，所以肠道菌群相互依赖性的改变可能会产生有害影响。抗生素活性谱会影响肠道微生物群的组成。值得注意的是，抗生素的这些作用并不局限于口服。静脉注射的抗生素同样可以对肠道菌群产生影响，因为它们被并入胆汁并通过胆道系统分泌到肠道。因此，伴随着抗生素的过度使用，越来越多的研究表明，抗生素在治疗细菌感染疾病的同时也严重破坏了肠道菌群的平衡，并且由于肠道菌群的改变也会增加一些慢性疾病的风险，因此每个疗程的抗生素治疗都可能是短期收益与长期风险的博弈。

四、应激

心理和生理应激源激活下丘脑-垂体-肾上腺（HPA）轴，促肾上腺皮质激素诱导系统性促肾上腺皮质激素的释放，刺激肾上腺皮质中的糖皮质激素（皮质醇）合成。此外，儿茶酚胺（去甲肾上腺素和肾上腺素）也会在心理和生理应激后释放。胃肠道及肠道菌群对应激和应激介质敏感。肠道菌群对宿主释放的应激相关神经化学介质做出反应，从而影响对细菌感染的反应，细菌作为神经活性化合物的传递载体，可以通过产生神经化学物质影响宿主生理学。

五、菌群失调的原因

我们认为微生态失衡是指正常的微生物种群之间和正常微生物群与宿主之间的微生态平衡，在外环境影响下，微生物群落发生结构性改变，进而由生理性组合转变为病理性组合。虽然微生态失衡的诱导因素众多，但是追根溯源不外乎3个根本原因：①微生态体系中有益微生物的减少；②有害微生物的过度增殖；③微生态体系中微生物多样性和功能基因多态性的锐减，如图3-1所示。

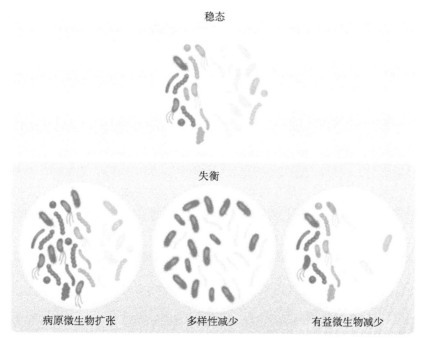

稳态

失衡

病原微生物扩张　　　多样性减少　　　有益微生物减少

图3-1　微生态系统失衡机制

（一）微生态体系中有益微生物的减少

构成人体微生态系统的微生物可以分为有益微生物、有害微生物和共生微生物。其中，有益微生物在维持微生态平衡方面发挥重要作用。第一，竞争性代谢产物的合成。一方面，有益微生物通过发酵肠内寡聚糖和膳食纤维产生乳酸，降低肠内酸度值，抑制对酸性环境敏感的微生物生长，从而减少肠道内致病微生物。另一方面，肠道内有益微生物可以产生抗菌肽类物质，从而发挥其抗菌功能。此外，短链脂肪酸作为肠道内的抗炎症因子也是有益微生物拮抗病原菌的利器。第二，优势生态位的占领。有益微生物与致病菌竞争肠黏膜表面结合位点，然后定植于肠道内，从而阻止肠道致病菌及条件致病菌在肠道内定植。第三，宿主细胞屏障功能的改善和免疫功能的调节。肠道屏障可以维持肠道上皮细胞的完整性，从而发挥肠道上皮细胞对生命体的保护作用，而有益微生物对受损的肠道屏障功能具有修复作用。此外，通过调节免疫细胞生成促使其生成抗炎反应细胞素，有益微生物也可以实现免疫调节。

（二）有害微生物的过度增殖

除了有益微生物，微生态系统中还含有一些对机体不利甚至是有害的微生物类群，这些微生物被称为致病菌及条件致病菌。在微生态体系平衡的情况下，致病菌的含量会保持在一个非常低的水平，而在某些特定条件下，致病菌数量发生激增，原微生态平衡瓦解，相应机体受到损伤，这也是微生态失衡的第二个典型机制。

而微生态体系中有害微生物的过度增殖往往伴随着营养物质的竞争利用和有害物质的产生，而一些共生微生物在这个过程中扮演着"帮凶"的角色。我们仍以肠道中的艰难梭菌为例说明。日常饮食中的单糖物质大多在机体小肠中被吸收，这意味着结肠中的共生微生物及致病菌很难以单糖物质作为碳源，因此结肠中的共生菌群大多是可以利用未经消化的植物多糖和宿主多糖。众所周知，宿主的肠道上皮细胞由一层富含海藻糖、半乳糖、唾液酸、N-乙酰半乳糖胺、N-乙酰基葡萄糖和甘露糖的黏蛋白组成。而以拟杆菌为代表的肠道共生细菌携带丰富的糖类利用基因，因此可以分解宿主肠黏膜多糖作为碳源。然而，一些致病菌虽然无法直接利用这些多糖，却可以利用拟杆菌的初级代谢产物间接获利。例如，多形拟杆菌（*Bacteroides thetaiotaomicron*）在分解肠黏膜多糖的同时分泌大量的唾液酸酶，进而转化为唾液酸，而多形拟杆菌并没有唾液酸分解代谢途径，因此肠内环境中释放堆集了大量的唾液酸。而肠道内的艰难梭菌和鼠伤寒沙门菌（*Salmonella typhimurium*）等致病菌可以将唾液酸作为优质的碳源，进而极大地促进自身的生长代谢。因此肠道内的多形拟杆菌在某种程度上成为艰难梭菌和鼠伤寒沙门菌增殖的"帮凶"。此外，多形拟杆菌分解宿主肠黏膜多糖时在肠内腔释放出大量的岩藻糖，而这些岩藻糖成为鼠伤寒沙门菌的优选碳源。另外，在长期的进化过程中，一些致病菌为了在微生态系统中占领生态位，达到增殖的目的，进化出了一套独特的糖类利用机制和信号通路调节机制。以肠出血性大肠杆菌为例：一方面，该致病菌在肠道碳源竞争中，进化出了肠道原共生大肠杆菌所不具备的半乳糖、甘露糖和核糖代谢的能力。这就使得肠出血性大肠杆菌不必与肠道原共生大肠杆菌竞争岩藻糖作为唯一碳源，进而保证了肠出血性大肠杆菌在竞争中毫无悬念地胜出并占领了优势生态位。另一方面，岩藻糖的出现成为肠出血性大肠杆菌释放毒力的信号分子，该致病菌在占领优势生态位后大量释放内毒素，导致大量肠道土著微生物菌群被杀灭，在扰乱原微生态体系的同时最终导致机体受到严重伤害。

（三）微生物多样性和功能基因多态性的锐减

物种丰富且功能多样的微生物群落是微生态系统平衡的必要条件。在这个庞大的微生态体系中微生物群落各司其职，有的负责产生抗炎症因子，而有的微生物构建保护性免疫应答网络。多项研究均表明，西方国家 1～12 月龄的婴儿过敏性皮炎和哮喘发生率呈现逐年增加的趋势。而基于皮肤和肠道微生物群落谱的研究表明，这些患病婴幼儿具有共同的特征，皮肤及肠道微生物多样性显著低于健康婴幼儿，并且伴随着微生物特定功能基因组的缺失。因此，高度复杂和多样性的微生物群落组成是维持微生态体系平衡的重要因素，而微生态体系的失衡往往伴随着微生物多样性的丧失和功能基因多态性的锐减。

第二节　肠道菌群失调与肿瘤

通常认为，癌症是宿主遗传和环境因素作用的一种疾病，微生物与 16%～20% 的人类恶性肿瘤相关。肠道微生物、肠上皮细胞和宿主免疫系统之间的相互作用，已经显示出在肿瘤生物学中的多种效果，如恶性转化、肿瘤进展及抗癌免疫治疗等。微生物参与肿瘤的发生、发展进程，但人们对于其在肿瘤发生、发展中的作用仍然知之甚少。一种假设基于黏膜表面丰富且多样性的微生物，认为肠道微生物通过分泌小分子物质进入循环，"远程控制"肿瘤的发生、发展。另一种并不冲突的假设是，微生物存在于肿瘤微环境中，并可发挥一定的致癌作用。越来越多的肿瘤类型中检测到细菌可以支持这一假说，不同肿瘤类型，包括乳腺癌、肺癌、卵巢癌、胰腺癌、黑色素瘤、骨癌和脑瘤，均已发现独特的微生物组成。

一、细胞信号转导

人体和共生细菌微生物（即正常菌群）共同演化组成一个复杂的"超级有机体"。这些共生微生物与人体关系密切并相互作用，其中人体细胞识别微生物及其代谢产物形成的信号，能够影响神经系统、免疫系统，以及代谢、炎症及防御等生理功能。当这种平衡受到破坏时，信号传递就会出现异常，并导致复杂疾病的出现，如肿瘤的形成。

宿主多种模式识别受体（PRR）能够感应识别微生物群落、监测细菌状态和屏障的完整性，并触发调节反应。PRR 不仅能通过调控微生物群落抑制肿瘤，而且也能促进抗细胞凋亡作用及触发促肿瘤性炎症。另外，微生物还能通过释放致肿瘤分子和生成促肿瘤代谢产物影响肿瘤的形成。先天免疫系统由几种模式识别受体组成，包括 Toll 样受体（Toll-like receptor，TLR）、NOD 样受体（NOD-like receptor，NLR）和 RIG-1 样受体（RIG-1 like receptor，RLR）等，TLR 在细胞表面和核内体识别细菌，而 NLR 和 RLR 在细胞溶质中检测细胞成分。

　　TLR 是参与天然免疫应答的一类重要的蛋白质分子，也是连接非特异性免疫和特异性免疫的桥梁，可以识别来源于微生物的具有保守结构的分子，当微生物突破机体的物理屏障时，TLR 可以识别它们并激活机体产生免疫细胞应答。不同的 TLR 识别不同肠道菌的信号，即微生物相关分子模式（MAMP），MAMP 和 TLR 是肿瘤形成的促进因子。TLR2 是细菌细胞壁成分肽聚糖和磷壁酸的受体，能促进胃癌的发生、发展。TLR4 是LPS 的受体，能促进结直肠、肝脏、胰腺和皮肤等部位形成肿瘤。TLR 还能通过上皮细胞、间质纤维细胞和骨髓衍生细胞促进上皮细胞癌变。TLR 信号通路下游的关键促瘤效应主要是通过核因子 -κB（NF-κB）和信号转导及转录激活因子 3（signal transducer and activator of transcription 3，STAT3）活化介导的生存通路激活来实现的。微生物能诱导髓样细胞 TLR 活化，进而触发 IL-17 和 IL-23 促瘤信号通路。TLR 也能促进有丝分裂原（如表达 TLR 的间质纤维细胞释放的上皮调节蛋白、双调蛋白和肝细胞生长因子）介导的肿瘤增殖。TLR 信号传导通路分子 MyD88 具有多种功能，不仅具有维护肠道上皮细胞完整性的作用，其缺失可以通过阻断影响微生物构成的 IL-18 依赖的信号途径活化促进肿瘤形成。

　　NLR 以带有核苷酸结合寡聚化结构域（NOD）的中央寡聚化结构域为特征，NOD2 在细菌免疫中发挥重要作用，其缺失或灭活能导致宿主对细菌感染易感性增加及杀死细菌的能力降低，也能引起肠道菌群失衡，进而增加肿瘤形成的易感性。NLRP6 在宿主与微生物间相互作用及细菌促进肿瘤形成过程中也发挥作用，它是炎症小体的成分，但也能活化炎症小体。与 NOD2 类似，NLRP6 基因缺失也能导致菌群失衡，而菌群失衡使宿主对结肠炎和 CRC 的形成更加易感。菌群失衡促进的致瘤性与炎症小体活性降低和 IL-18 的产生有关。另外，IL-6 也是常见的促肿瘤形成介导因子。NOD1 在肠道抗菌作用中发挥作用，其变体与人类炎症性肠病（inflammatory bowel disease，IBD）有关。特别是 NOD1 缺陷时肠道屏障会受到破坏，并能促进炎症和遗传因素诱导的 CRC。

　　一些细菌除了能通过诱导慢性炎症（与活性氧介导的基因毒性增加相关）促进肿瘤形成，还能通过产生诱导 DNA 损伤的特殊毒素直接调节肿瘤形成。细菌毒素如细胞致死膨胀毒素、细胞毒素坏死因子 1、产毒脆弱拟杆菌毒素和溴化甲哌佐酯毒素能够影响肿瘤形成过程中的关键细胞反应，特别是对 DNA 损伤的反应。此外，多种细菌来源的代谢产物（如硫化氢和超氧自由基）也能引起基因组的不稳定。例如，粪肠球菌能产生大量胞外超氧化物引起双链 DNA 断裂和染色体不稳定，进而导致 CRC 的发生、发展。硫酸盐还原菌——大部分属于梭杆菌门类（临床前动物模型显示该类细菌与 CRC 和肿瘤的形成相关）和 δ- 变形菌纲类，能够促进基因毒性气体硫化氢的产生。

　　病原菌促进疾病和肿瘤的作用通常依赖于其产生的毒力因子。这一作用已由幽门螺杆菌细胞毒素相关基因 A 蛋白（cytotoxin-associated gene A，CagA）或空泡细胞毒素 A（vacuolating cytotoxin A，VacA）表达菌株增加炎症和肿瘤的发生率而得以例证。CagA 阳性幽门螺杆菌能显著增加远端胃癌的发病风险，Cag 致病岛内基因编码原核生物 Ⅳ 型细菌分泌系统（type Ⅳ bacterial secretion system，T4SS）以输出细菌蛋白。幽门螺杆菌黏附后，CagA 进入宿主上皮细胞并在胞内磷酸化。宿主细胞整合素受体是 CagA 进入细胞的门户，在这一过程中 T4SS 菌毛定位蛋白 CagL 发挥了重要作用。在靶细胞表面CagL将T4SS和整合素α5β1桥联，并激活宿主细胞激酶黏着斑激酶（focal adhesion kinase，FAK）和类固醇激素受体共活化因子（sceroid recptor coactivator，SRC），以确保CagA能在进入部位直接磷酸化。CagA进入上皮细胞后在其含EPIYA氨基酸序列的基序位点被SRC和Abelson鼠白血病病毒癌基因同源物（Abelson murine leukemia viral oncogene homolog，ABL）激酶磷酸化。细胞黏附蛋白E-钙黏蛋白、肝细胞生长因子受体MET、磷脂酶Cγ、接头蛋白生长因子受体结合蛋白2（adaptor protein growth factor receptor-bound protein 2，GRB2）和激酶极性调节激酶分离缺陷基因1b（polarity-regulating kinase partitioning-defective 1b，PAR1B，也称微管亲和力调节激酶2，microtubule affinity-regulating kinase 2，MARK2）都能与非磷酸化CagA作用，导致炎症和有丝分裂反应、细胞间连接破坏和细胞极性丧失。另外，CagA还能直接结合细胞极性中心调节子PAR1B抑制其激酶活性（图3-2）。

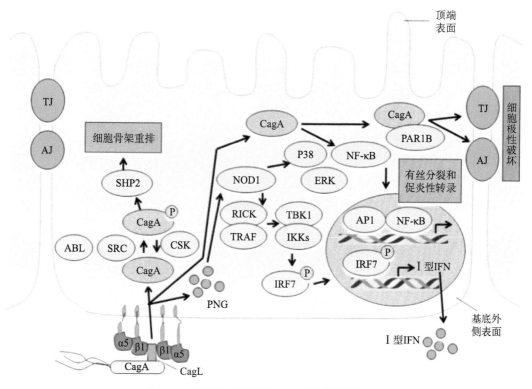

图3-2　幽门螺杆菌和胃上皮细胞间相互作用

二、肿瘤免疫

肿瘤细胞不但在生物学特征方面与正常细胞不同，而且在免疫角度也发生明显的变化，比如一些基因突变和异常表达使肿瘤细胞表面出现新抗原，一些基因缺失或表达降低造成某些抗原丢失。肿瘤与机体免疫系统的关系十分复杂：一方面，肿瘤细胞表面存在肿瘤抗原，机体免疫系统能够对其识别并产生一系列免疫应答，最终导致对肿瘤的排斥；另一方面，免疫功能受到很多因素的影响，其中包括肿瘤本身对免疫功能的抑制作用，同时肿瘤细胞在受到宿主免疫系统攻击后出现抗原调变，也使肿瘤逃避免疫系统识别和杀伤。因此，通过生物应答调节剂调整肿瘤与机体免疫系统的相互关系，对肿瘤具有一定的免疫治疗作用。

机体抗肿瘤免疫机制十分复杂，涉及多种免疫机制（图3-3）。抗肿瘤免疫效应一般以细胞免疫为主，但对病毒诱发的肿瘤，体液免疫亦起重要作用。细胞免疫机制中 T 细胞、自然杀伤细胞、巨噬细胞、淋巴因子激活的杀伤细胞、肿瘤浸润淋巴细胞、中性粒细胞、树突状细胞、内皮细胞均可介导发挥抗肿瘤效应。荷瘤动物或肿瘤患者血清中存在能与肿瘤细胞发生反应的抗体［包括抗肿瘤相关抗原（tumor-associated antigen，TAA）和抗肿瘤特异性抗原（tumor specific antigen，TSA）抗体］，提示机体对肿瘤存在体液免疫应答。在抗原提呈细胞（Antigen-presenting cells，APC）参与和CD4$^+$ T细胞辅助下，B细胞对肿瘤细胞分泌的可溶性抗原或瘤细胞膜抗原产生应答，并分泌抗瘤抗体。抗瘤抗体可通过抗体依赖性细胞介导的细胞毒作用（antibody-dependent cell-mediated cytotoxicity，ADCC）、补体依赖的细胞毒作用（cornplement dependont cytotoxicity，CDC）、干扰瘤细胞黏附作用、与肿瘤抗原结合形成抗原–抗体复合物等发挥体液免疫应答。

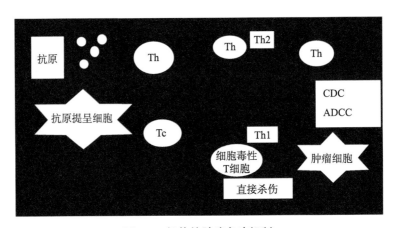

图3-3 机体抗肿瘤免疫机制

肠道菌群可以通过干预肿瘤负性免疫调节细胞、肿瘤负性免疫调节分子、肿瘤负性免疫调节细胞因子及其产生的基因毒素来抑制免疫反应及炎症发生，进而促进肿瘤的进展。众所周知，参与肿瘤免疫逃逸的负性调节细胞主要为Treg细胞、髓源性抑制细胞（MDSC）、M2型巨噬细胞。研究表明，肠道菌群可调控Treg、MDSC、M2型巨噬细胞数量及功能，抑制免疫反应及炎症发生，对肿瘤发生发展具有重要影响。脆弱拟杆菌通过表面多聚糖A（PSA）与Treg细胞表面Toll样受体2（TLR2）结合，促使小鼠Treg细胞功能成熟，IL-10产生增多，形成黏膜免疫耐受，达到宿主微生物共生状态。将来源于小鼠粪便的17种梭菌定植于无菌小鼠中可促进Treg细胞扩增，IL-10、TGF-β表达增高，进而减少结肠炎的发生。因此，肠道菌群通过调节Treg细胞抑制免疫反应及炎症的发生。有研究表明，产肠毒素脆弱拟杆菌可使Treg细胞扩增、IL-17分泌，促使炎症反应及小鼠早期结肠肿瘤的发生。脆弱拟杆菌可通过诱导MDSC分化，促进MDSC向肿瘤组织聚集，抑制T细胞抗肿瘤免疫反应，促进结直肠癌的发生。同时，肠道菌群可识别TLR5，招募MDSC，从而引发抑制性γδT淋巴细胞分泌半乳凝素-1，减轻抗肿瘤免疫反应，促进恶性肿瘤进展。具核梭杆菌（Fn）是定植于人类口腔和肠道的厌氧菌，给自发肠腺瘤模型小鼠饲喂Fn能够选择性增加肿瘤部位的髓源性免疫细胞，如MDSC、DC、肿瘤相关巨噬细胞（TAM）及M2型巨噬细胞的数量，激活NF-κB促炎免疫应答，增加IL-1β、IL-6及IL-8等细胞因子的水平，促进结直肠癌的进展。

肿瘤免疫负性调控的另一大机制为CTLA-4、PD-1等免疫抑制性分子的表达，其阻断剂的临床应用可增强机体对肿瘤的免疫反应，实现了肿瘤免疫治疗的新突破。利用肠道菌群增强CTLA-4、PD-1阻断剂的临床疗效，增强机体抗肿瘤免疫应答，对于开发新型抗肿瘤治疗策略具有重要意义。研究表明，肠道菌群与细胞因子具有清晰的互作模式，在肠道菌群诱发炎症促癌过程中，由T细胞及Treg细胞分泌的IL-10可抑制局部肠道菌群的密度，减弱炎症及肿瘤的发生。另外，TGF-β也发挥了同样的免疫抑制作用，其可通过抑制NK、CD8$^+$T细胞功能，调节巨噬细胞向M2表型极化，维持Treg细胞功能等作用促进肿瘤的进展。肠道菌群失调可激活TLR-MyD88信号通路，使肠道上皮细胞高表达IL-17C，抗凋亡分子Bcl-2和Bcl-xL水平升高，进而抑制肠道上皮细胞凋亡，促进肿瘤的发生。产肠毒素脆弱拟杆菌可使Treg细胞、Th17炎症细胞扩增，细胞因子IL-17分泌增多，促使小鼠及人体结肠肿瘤的发生。

部分肠道菌群能发挥抗肿瘤的作用，如肠内益生菌双歧杆菌及乳酸菌。它们可以通过直接发挥抗肿瘤作用、刺激机体免疫系统发挥间接抗肿瘤作用、产生代谢产物抑制肿瘤的发生及调节体机体对肿瘤的免疫以增强肿瘤治疗效果等来发挥抑癌作用。双歧杆菌可以抑制肿瘤细胞的增殖，促进肿瘤细胞的凋亡，双歧杆菌脂磷壁酸可通过抑制PI3K/AKT细胞信号通路的活性促进P53的表达，抑制凋亡抑制蛋白survivin的活性，导致caspase酶活性升高，诱导LoVo细胞凋亡的发生。有研究表明，将双歧杆菌完整肽聚糖注射到接种有结肠癌细胞的裸鼠体内后发现，bax蛋白水平明显增高，且阳性细胞密度、阳性表达率及表达强度均明显高于肿瘤对照组，证明了双歧杆菌的完整肽聚糖能增强大肠癌细胞*bax*基因的表达水平。双歧杆菌表面分子结构具有免疫调节作用，革兰氏阳性菌细胞壁成分脂磷壁酸可以激活巨噬细胞，双歧杆菌的完整肽聚糖能激活小鼠腹腔巨噬细胞，而激活的巨噬细胞可分泌IL-1、IL-6、IL-12、TNF-α等多种细胞因子。因此，诱导IL-1、IL-6、IL-12和TNF-α的产生可能是双歧杆菌间接抗肿瘤的作用机制之一。

有研究显示，双歧杆菌DNA中的非甲基化磷酸胞苷酰CPG基序可以激活和调节免疫反应。肠道中的一些细菌及其代谢产物能够保护肠壁细胞，抑制结直肠癌的发生及发展。例如，短链脂肪酸具有抗肿瘤作用，游离羧基和双键是其重要的抗癌活性基。肠道细菌分解多聚糖产生的丁酸盐在动物模型中能够诱导大肠癌细胞的凋亡及细胞周期的停止。除此之外，丁酸盐还可降低肠上皮细胞的DNA氧化损伤，降低有促癌活性的酶的作用，从而保护肠壁，抑制肿瘤的生长和繁殖。另外，肠道菌群可以调节机体对肿瘤的免疫以增强肿瘤治疗效果。有研究表明，在经抗生素处理小鼠或GF小鼠中，肠道菌群的缺失引起活性氧（ROS）产生减少及细胞毒性降低，导致铂类化合物对肿瘤细胞治疗效果减弱；肠道菌群还会影响环磷酰胺和CpG寡核苷酸抗IL-10抗体对肿瘤和免疫系统的作用。肠道菌群还可以增强检测点抑制剂及抗体类药物的肿瘤治疗效果，如肠道菌群中类杆菌属（如多形拟杆菌、脆弱拟杆菌、洋葱伯克霍尔德菌）等的富集可以强化抗CTLA-4的疗效。给无菌小鼠胃内灌注上述细菌或将富含拟杆菌属而且对抗CTLA-4治疗反应良好患者的肠道菌群定植于无菌小鼠，或用脆弱拟杆菌的LPS免疫无菌小鼠，或给予普通小鼠过继性输注经抗CTLA-4诱导出的脆弱拟杆菌特异性Th1细胞，均可逆转无菌小鼠的抗CTLA-4治疗不敏感。

采用脆弱拟杆菌和洋葱伯克菌胃内灌注无菌小鼠，还可以减轻黏膜毒性，减少结肠炎的发生，提示调节肠道菌群可以改善抗肿瘤效果，防止出现不良反应，如图3-4所示。有研究表明，植入特定菌群与用抗PD-1/PD-L1抗体治疗小鼠均可减缓肿瘤的生长，特定菌群与抗PD-1/PD-L1抗体联合作用显著增强了肿瘤治疗效果。通过大规模测试发现双歧杆菌能够通过与漫游的树突状细胞相互作用触发免疫反应，激活肿瘤杀伤性T细

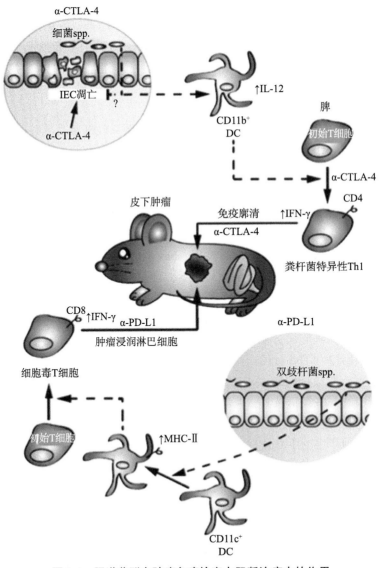

图3-4　肠道菌群在肿瘤免疫检查点阻断治疗中的作用

胞。这些研究表明，抗 PD-1/PD-L1 抗体抗肿瘤作用存在个体差异，可能与个体之间的肠道微生物组成存在差异密切相关，双歧杆菌能够促进抗肿瘤免疫反应，增强抗 PD-1/PD-L1 抗体的抗肿瘤作用。

肠道菌群对肿瘤发生的双重作用证明了细菌-免疫-肿瘤轴的复杂性。肠道菌群通过对肿瘤免疫的影响为肿瘤治疗提供了新的策略，但其临床应用还面临着较多问题。人与实验动物的肠道菌群存在差异，但目前人体肠道菌群调节肿瘤治疗的研究较少，其治疗影响尚不明确。不同个体肠道菌群的组成存在差异，调控不同肿瘤治疗的肠道细菌种类可能不同，治疗前、中、后期可能都需要监测肠道微生态变化，个体化调节患者的肠道菌群。

三、肿瘤代谢重编程

肠道微生物群调节宿主的许多代谢过程，包括能量稳态、糖代谢和脂质代谢，一些研究表明微生物功能和代谢紊乱之间存在因果关系。针对肠道微生物群的治疗已被证明可改善人类的代谢功能，并且肥胖、脂肪变性或 2 型糖尿病患者的粪便微生物群移植可在小鼠受体中部分复制供体的代谢表型。

肠道菌群失调，肠道菌群的失衡和易位、菌群代谢产物的影响导致肠道微环境出现多种慢性炎症、缺氧、免疫抑制、代谢紊乱等情况。由于周围环境的氧气和营养物质匮乏，肿瘤细胞自身发生代谢重编程来适应恶劣的外界环境。肿瘤代谢重编程是指肿瘤细胞与正常细胞相比代谢方式发生改变，是机体为肿瘤细胞及其干细胞提供充足能量及营养物质的机制之一。与正常细胞相比，肿瘤细胞的快速增殖需要大量的能量和生物合成原料，即使在有氧条件下，肿瘤细胞也优先利用糖酵解来获取大部分能量，这种低水平的氧化磷酸化有氧糖酵解被称为 "Warburg 效应"，被认为是肿瘤细胞的适应性改变，是恶性肿瘤的标志，使其对肿瘤微环境极缺氧条件的耐受能力增强，在与正常细胞的营养竞争中获得内部生长优势。很多分子机制都会促成 "Warburg 效应"。例如，生长因子可以刺激 PI3K-AKT-mTOR 信号通路，诱导低氧诱导因子（HIF1）的表达，促进糖酵解的发生。此外，肿瘤细胞中 *p53* 基因功能异常也会促进 "Warburg 效应"。肿瘤细胞的氨基酸代谢与正常细胞也有差异，主要表现在氨基酸分解减弱、蛋白质合成增强。例如，肿瘤细胞对精氨酸的消耗量显著增加，精氨酸是蛋白质、多胺、肌酸及 NO 生物合成的前体物质。肿瘤细胞对谷氨酰胺的需求也显著增加，谷氨酰胺通过代谢，被转化为 α-酮戊二酸并进入三羧酸循环，参与氨基酸、核苷酸及脂肪酸的合成。另外，肿瘤细胞的脂代谢方式也有所变化。有研究表明，单酰甘油脂肪酶在肿瘤细胞中高表达，形成促肿瘤发生的脂质网络。除了糖和脂质等传统的营养物质外，肿瘤细胞还可以利用乳酸、酮体、乙酸等其他原料来供给自身生长。以上种种代谢变化都表明，代谢重编程是肿瘤发生、发展过程中的一个重要标志，微生态失调导致的免疫抑制及紊乱对肿瘤发生、发展及代谢重编程有重大影响。

在肿瘤进展过程中，肿瘤细胞增殖迅速，但血管网络无法快速建立，而新生血管在结构上存在异常，导致微环境中的氧含量降低、营养物缺乏和代谢物（尤其是乳酸）堆积，因此肿瘤微环境有低氧、低 pH 等代谢特点。由于肿瘤微环境中营养相对匮乏，因此免疫细胞与肿瘤细胞之间存在激烈的代谢竞争。肿瘤代谢造成微环境的局部葡萄糖缺少和代谢物累积，这两者都会影响免疫细胞代谢，抑制免疫监视功能，同时肿瘤细胞微环境中的色氨酸、精氨酸等被大量分解及消耗，进一步导致T淋巴细胞可利用的原料缺乏，极大的影响T细胞功能，这也是最近发现的造成肿瘤免疫抑制的重要因素。由此可见，肿瘤的代谢重编程对于肿瘤的发生、发展至关重要。

肠道细菌的代谢产物（如一些小分子肽和化学物质）和有益菌的蛋白质组成成分是干预肿瘤代谢重编程中最主要的功能分子。其中，乙酸、丙酸和丁酸等短链脂肪酸发挥抑制炎症和癌变的作用，而其他代谢产物（如次级胆酸）则发挥促癌作用。短链脂肪酸作为肠道内细菌发酵未消化糖类的主要产物，可以调节肠道微生态菌群，促进结肠细胞的增殖，还能抑制肿瘤细胞增殖、控制原癌基因的表达、促进肿瘤细胞的分化和凋亡，发挥抗肿瘤的作用。次级胆酸是初级胆酸在结肠中通过有遗传毒性的厌氧菌的作用酶解和脱羟基后形成的产物。次级胆酸的累积可触发氧化损伤、线粒体功能失调和肿瘤进展。

四、展望

肠道菌群与肿瘤的发生、发展及预后密切相关，可以通过调节宿主多种模式识别受体TLR、NLR等促进肿瘤的发生和发展，细菌毒素如细胞致死膨胀毒素、细胞毒素坏死因子1、产毒脆弱拟杆菌毒素和溴化甲哌佐酯毒素能够影响肿瘤形成过程中的关键细胞反应，特别是对DNA损伤的反应。病原菌产生的毒力因子CagA或VacA等利用特定的宿主信号传导通路来激活肿瘤促进信号途径，从而诱导肿瘤的发生和发展。肠道菌群对肿瘤发生的双重作用阐述了细菌-免疫-肿瘤轴的复杂性，通过肠道菌群对肿瘤免疫进行调节为治疗肿瘤提供了新的策略。肠道菌群的失衡和易位、菌群代谢产物的影响导致肠道微环境出现多种慢性炎症、缺氧、免疫抑制、代谢紊乱等情况，使得肿瘤细胞自身发生代谢重编程来适应恶劣的外界环境。随着对肠道菌群与肿瘤之间关系认识的加深，通过调节肠道菌群来干预肿瘤的发生、发展，是一种值得深入研究的策略。

第三节　肠道菌群失调与免疫疾病

肠道菌群是寄生于人体肠道内的正常微生物，根据其数量的多少可以分为优势菌群（predominant microflora）和次要菌群（sub-dominant microflora）。然而，受宿主的饮食、生活环境、年龄等影响可导致优势菌群发生更替，改变肠道微环境，可能会导致免疫反应的失调，进而引发自身免疫性疾病。

梭状芽孢杆菌可影响$Foxp3^+ CD4^+$ Treg细胞的发育与功能，这对宿主的免疫稳态起着重要的作用；肠道菌群的某些代谢产物（如吲哚丙酸等）可通过改变免疫细胞（如中性粒细胞、记忆T细胞等）的数量导致免疫失衡。肠道菌群的微生物相关分子模式（MAMP）可激活Toll样受体介导的天然免疫信号，介导免疫炎性反应，启动特异性免疫应答，而肠道菌群失衡时，会刺激巨噬细胞等释放促炎因子，造成免疫失衡。因此，肠道菌群的紊乱可以从多方面调节宿主免疫系统的稳态环境以介导自身免疫性疾病的发展（表3-1）。

表3-1 肠源性全身免疫反应相关机制

相关反应	特征	机制
TLR的激活	肠道感受器对MAMP和DAMP的反应；依赖于MyD88的信号传导；激活NF-κB；T淋巴细胞的活化；调节辅助性T细胞的作用	增加促炎因子；上调两类MHC分子；增加相关刺激分子；促进病原体特异性反应；LPS激活TLR4
刺激炎症小体	释放促炎因子IL-1b和IL-18的蛋白质复合物；NLR感受微生物代谢物	LPS上调作用；激活caspase-1
分子模拟	微生物与自身同源性；交叉反应抗体	pANCA与细菌抗原反应；恶性疟原虫AMA-1基因与大肠杆菌发生交叉反应
破坏肠黏膜屏障	肠源性产物易位；可能存在的主动运输	淋巴结中肠源性淋巴细胞；外周血中的微生物成分；激活TLR与NLR

一、消化系统免疫性疾病

（一）炎症性肠病

溃疡性结肠炎（ulcerative colitis，UC）是一种病因不明确的慢性非特异性的肠道炎性疾病，主要累及结直肠黏膜及黏膜下层。而肠道菌群失调影响了疾病的发生，其破坏了肠道黏膜屏障的完整性和功能，同时致病菌增殖分泌肠毒素，进而增加了肠道的通透性，影响肠道的免疫力，最终导致肠道慢性炎症的发生。通常情况下，UC患者黏膜内的细菌总数发生变化，细菌的多样性减少，肠道微生物群的组成也发生变化，而最显著的变化在于韧皮部杆菌属丰度下降，同时拟杆菌门的水平也有所降低，这两种优势菌群的削减也给大多扮演着"攻击者"角色的致病菌有了"可乘之机"。一些与肠道炎症和上皮细胞膜通透性密切相关的细菌如志贺杆菌、弯曲杆菌、镰刀杆菌等也在丰度上有所提升。而另一种炎症性肠病——克罗恩病（Crohn disease，CD）的肠道菌群紊乱程度比UC更为严重。与肠道微生态的紊乱相关的短链脂肪酸（SCFA）可负性调控Treg细胞的增长及分化，从而增加促炎性因子的释放，抑制肠道上皮细胞生长，增加致病菌侵袭的可能性。此外，噬菌体水平的增加也与肠道炎症的加重有关。乳酸杆菌、埃希菌、拟杆菌噬菌体和噬菌体DNA可以通过激活Toll样受体-9（Toll-like receptor-9，TLR9）来刺激γ干扰素（IFN-γ）的生成调节免疫作用（图3-5）。也有研究证实，定植于肠道真菌也可能与炎症性肠病有相关性。

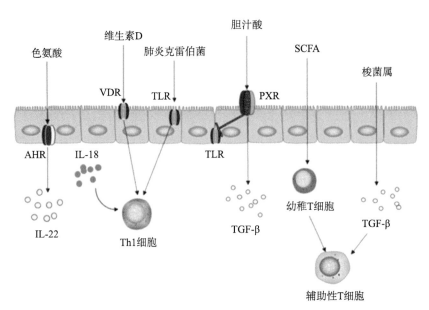

图3-5　肠道微生物及代谢物影响机体导致炎症性肠病

VDR（Vitamin D receptor）维生素 D 受体；AHR（aryl hydrocarbon receptor）芳香烃受体；PXR（preghane X receptor）孕烷 X 受体

（二）与免疫相关的肝脏、胆道疾病

自身免疫性肝病（autoimmune hepatitis，AIH）是一种原因不明的慢性免疫介导的炎症性肝病。肠道微生态中的共生细菌及其代谢产物共同形成了一个"外来抗原库"，可以与机体免疫细胞相互作用，介导 AIH 的持续过程。同时，肠道细菌异位可激活肝脏免疫，造成肝脏的炎症及损伤，加重肝炎的进程。也有大量研究证实了 AIH 患者存在肠道菌群失调，主要表现在专性厌氧菌丰度的降低，以及潜在致病菌的聚集。非酒精性脂肪性肝炎（NASH）的进展可能与门静脉循环中肠道菌群代谢产物的涌入，从而激活 TLR4/9 介导的促炎症细胞因子释放（包括 TNF-α、IL-1β）具有相关性。原发性硬化性胆管炎（primary sclerosing cholangitis，PSC）在胆道上皮细胞中高表达 TLR4/9，对脂多糖（lipopolysaccharide，LPS）产生 IL-1β、IL-8 及 INF-γ，通常表现为非典型核周抗中性粒细胞质抗体。这些抗体针对 β-管蛋白，它与所有肠道菌群中存在的抗原发生交叉反应。同样，原发性胆汁性胆管炎（primary biliary cholangitis，PBC）在胆道上皮细胞和肝周细胞高表达的 TLR4 对肠道细菌成分如 LPS、鞭毛蛋白、胞嘧啶-硫酸盐-鸟嘌呤寡核苷酸（cytosine-phosohorothioate-guanine oligonucleotide，CpG）的反应中产生促炎性细胞因子（如 IL-1β、IL-18、TNF-α），进而影响免疫介导的炎症反应的持续性。

二、风湿系统免疫性疾病

（一）系统性红斑狼疮

系统性红斑狼疮（systemic lupus erythematosus，SLE）是一种自身免疫性疾病，其主要特征在于 I 型 IFN 的表达增强与自身抗体的产生，从而引发多个器官的炎症反应和损伤效应。有研究通过高通量测序方式证实了无论种族如何，SLE患者的厚壁菌门与拟杆菌门的比率始终处于低水平。如果肠道上皮屏障受损，鸡肠球菌和罗伊氏乳杆菌这两种可能的肠道病原体就会转移至全身组织器官中，通过微生物与宿主免疫系统的相互作用，激活Ⅰ型IFN通过并诱导自身抗体的产生。此外，鸡肠球菌诱导自身抗原刺激芳烃受体（aryl hydrocarbon receptor，AhR）AhR-CYP1A1通路，进而促发辅助性T细胞活化和抗双链DNA（dsDNA）抗体的产生。分子模拟可能也使得肠道菌群与SLE密切相关，SLE患者的肠道共生菌与Ro60自身抗原共享蛋白质表位，抗体和T细胞的交叉反应都会在SLE患者中引发人类抗Ro反应。活泼瘤胃球菌（*Ruminococcus gnavus*，RG）2菌株与DNA发生交叉反应，引发抗dsDNA抗体反应（图3-6），与此同时，活泼瘤胃球菌的增加与SLE疾病活动度和狼疮肾炎具有正相关性，因此，血清抗RG2 IgG抗体可作为疾病活动性和狼疮性肾炎的替代标志物。

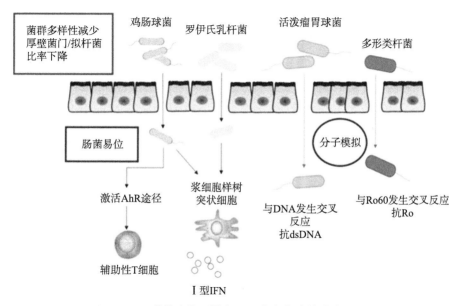

图3-6　肠道微生物群触发SLE自身免疫的潜在机制

（二）强直性脊柱炎

强直性脊柱炎（ankylosing spondylitis，AS）是一种原因不明的全身性慢性炎症性疾病，是以骶髂关节和脊柱附着点炎症为主要症状的疾病，与HLA-B27呈强相关性。AS患者sIgA抗体水平升高，可以对克雷伯菌产生反应，这表明该菌株可能是AS的触发因素。耶尔森菌、沙门菌、大肠杆菌也可能对AS的发病机制做出贡献。同时，AS患者瘤胃菌科、毛螺菌科、理研菌科、假单胞菌科、拟杆菌科的丰度上升，而韦荣球菌科、普雷沃氏菌科的丰度下降，肠道菌群的丰度改变与HLA-B27的表达相关。另外，一些AS患者肠道内存在的细菌衍生的代谢产物与HLA-B27编码的产物之间存在分子模拟，导致交叉反应的激活（如肺炎克雷伯菌产生的支链淀粉酶）。抗菌抗体与HLA分子的结合会引发一系列的炎症反应，最终导致局部炎症的发生。

三、内分泌系统免疫疾病

（一）1型糖尿病

1型糖尿病（type 1 diabetes mellitus，T1DM）是由胰腺中产生胰岛素的B细胞的自身免疫性破坏而引起的（图3-7），目前已有多项研究表明早期肠道菌群的变化与T1DM的发病存在相关性，但具体机制仍不清楚。有研究通过建立动物模型来阐述其发病机制的可能性，发现肠道菌群毛螺菌科和梭菌科的丰度增加、乳杆菌科丰度减少、黏膜固有层IgA和TGF-β的浓度增加，以及CD8$^+$、CD103$^+$和CD8$^-$ α/β T细胞数量增加可以降低胰岛细胞的炎症反应并延迟自身免疫性糖尿病的发生，其中艾曼克菌在未患DM的动物模型的肠道菌群中占主导优势地位。也有研究证实了T1DM患者缺乏两种最丰富的双歧杆菌物种，并且拟杆菌的丰度有所提升，与此同时，其B细胞产生的自身免疫迹象也与可产生丁酸盐或乳酸盐的菌群的丰度减少呈正相关。与T1DM一样，肠道菌群的改变也被发现参与了T2DM的免疫发病机制，在T2DM患者的粪便样本中，球状梭菌、奇异菌属和普雷沃氏菌（专性厌氧菌）的丰度减少，而乳酸杆菌（兼性厌氧菌）的丰度增加，肠道菌群的改变，导致代谢性内毒素血症和炎症受到限制，并增加了肠道的通透性。

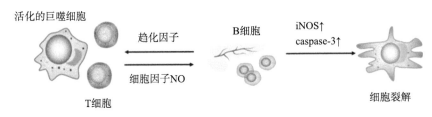

图3-7　T1DM细胞死亡示意图

（二）自身免疫性甲状腺疾病

Graves病（Graves disease，GD）是一种以甲状腺功能亢进为特征的全身性自身免疫性疾病。研究发现，在GD患者中厚壁菌门及拟杆菌门两组微生物群占主导地位，拟杆菌可以产生丁酸以外的短链脂肪酸，影响黏蛋白的合成，导致肠道紧密连接减少及肠道黏膜通透性增加，肠外大量促炎因子释放，辅助GD的病理生理过程。某些具有潜在致病性的乳杆菌，其丰度的提升也可直接激活NF-κB信号通路，在GD的疾病进展中发挥有害作用。值得一提的是，丁酸可通过结肠上皮细胞中的PPAR-g信号转导激活β-氧化和抑制一氧化氮合酶编码基因（*NOS2*）的表达来维持肠道厌氧环境和肠道健康，PPAR-g的激活也可抑制甲状腺中的Th1促炎细胞因子。而霍氏真杆菌、粪厌氧棒杆菌、布劳特氏菌这三种产丁酸微生物群数量的减少可影响肠道丁酸盐水平，导致代谢功能障碍，PPAR-g的信号激活减少，肠黏膜通透性增加，自由基降解减少，从而阻止正常的免疫功能；三者还可通过抑制Treg细胞的分化，影响微生物群及其代谢物的置换，激活免疫炎症反应，最终触发自身免疫性甲状腺疾病（如GD、桥本甲状腺炎等）。在一项关于腹部肥胖的研究中发现，扭链瘤胃球菌门水平随着身体脂肪的减少而降低，因此，该研究指出，扭链瘤胃球菌可在甲状腺激素的影响下与拟杆菌共同作用，改变GD患者的脂质代谢。

四、神经系统免疫性疾病

重症肌无力（myasthenia gravis，MG）是一种抗体介导的自身免疫性疾病，其特征在于针对位于神经肌肉接头处突出后膜的乙酰胆碱受体（acetylchdine receptor，AChR）的自身抗体引起。研究指出，Foxp3$^+$ CD4$^+$ Treg细胞会抑制AChR自身抗体的产生，从而降低MG疾病的严重程度。MG患者肠道菌群多样性也显著降低，厚壁菌科、疣微菌科、双歧杆菌科、红蝽菌科、明串珠菌科等相对比例明显降低，而酸性氨菌科、脱硫弧菌科的比例较为增高。其中，梭状芽孢杆菌及乳酸杆菌等属的丰度急剧下降，以梭状芽孢杆菌门的改变最为明显，而梭状芽孢杆菌是SCFA的"生产者"，CD4$^+$ T细胞暴露于SCFA下可增强 *Foxp3* 基因的启动子和CNS3增强子区域中组蛋白H3的乙酰化状态，还可改变树突细胞的表型，诱导Foxp3$^+$ CD4$^+$ Treg细胞分化。因此，梭状芽孢杆菌的消耗与Foxp3$^+$ CD4$^+$ Treg细胞缺陷有关，进而影响MG的发生。MG患者肠道链球菌的丰度也有所提升，其可能通过某些途径或免疫细胞功能来激活PPAR-g信号通路，诱导调控Foxp3$^+$ CD4$^+$ Treg细胞的分化，保持免疫反应的平衡性。

五、展望

肠道菌群在维持免疫稳态中起着关键作用。肠道菌群及其衍生代谢物的改变能够影响许多免疫性相关疾病的进展，可通过介导包括T细胞、B细胞、树突状细胞和巨噬细胞等免疫细胞的炎症反应来激活疾病的进程。虽然这些疾病的症状有所不同，但其核心可能在于肠上皮细胞黏膜层被破坏以及细菌和代谢产物的泄漏，从而激活多种信号通路以触发免疫炎症反应。尤其是丁酸盐，可减少肠道炎症并增加肠道屏障的完整性，最大限度地减少渗漏和细菌的移位。随着更多基础研究的开展，更深入地探讨肠道菌群与免疫性疾病的病理生理关系，结果进一步揭示了肠道菌群及其衍生代谢物等组成的"多样性靶点"对疾病的影响。因此，可将肠道菌群作为免疫性疾病预防及治疗的关键，通过靶向调控肠道菌群，恢复原有微生物生态平衡，从而达到治疗疾病的目的。虽然目前肠道菌群移植技术已初步应用于临床，但其有效性及可行性仍需要不断地探索。

（饶本强　杨振鹏　袁晨东）

参 考 文 献

高春芳，王仰坤，2012. 消化系统肿瘤学. 北京：人民军医出版社.

李国法，郑红斌，2010. 短链脂肪酸对结肠病变及作用机制的影响. 世界华人消化杂志，18（32）：3425-3427.

石汉平，2016. 肠道菌群在肿瘤治疗中的作用. 中国医学前沿杂志（电子版），8（7）：41-44.

石汉平，饶本强，李旺林，等，2021. 肿瘤微生态学. 北京：科学出版社.

Brahmer JR, Pardol DM, 2013. Immune checkpoint inhibitors: making immunotherapy a reality for the treat-ment of lung cancer. Cancer Immunol Res, 1（2）：85-91.

Brawner KM，Morrow CD，Smith PD，2014．Gastric microbiome and gastric cancer．Cancer J，20（3）：211-216.

Chicco F，Magrì S，Cingolani A，et al，2021．Multidimensional impact of mediterranean diet on IBD patients．Inflamm Bowel Dis，27（1）：1-9.

Choi JY，Ho JH，Pasoto SG，et al，2015．Circulating follicular helper-like T cells in systemic lupus erythematosus：association with disease activity．Arthritis Rheumatol，67（4）：988-999.

Cresci GA，Bawden E，2015．Gut microbiome：what we do and don't know．Nutr Clin Pract，30（6）：734-746.

De Palma G，Collins SM，Bercik P，et al，2014．The microbiota-gut-brain axis in gastrointestinal disorders：stressed bugs，stressed brain or both? J Physiol，592（14）：2989-2997.

Ghesquière B，Wong BW，Kuchnio A，et al，2014．Metabolism of stromal and immune cells in health and disease．Nature，511（7508）：167-176.

Grabo ń W，Mielczarek-Puta M，Chrzanowska A，et al，2009．L-arginine as a factor increasing arginase significance in diagnosis of primary and metastatic colorectal cancer．Clin Biochem，42（4-5）：353-357.

Jaretzki A 3rd，Barohn RJ，Ernstoff RM，et al，2000．Myasthenia gravis：recommendations for clinical research standards．Task Force of the Medical Scientific Advisory Board of the Myasthenia Gravis Foundation of America．Ann Thorac Surg，70（1）：327-334.

Kondrashova A，Hyöty H，2014．Role of viruses and other microbes in the pathogenesis of type 1 diabetes．Int Rev Immunol，33（4）：284-295.

Löfmark S，Jernberg C，Jansson JK，et al，2006．Clindamycin-induced enrichment and long-term persistence of resistant *Bacteroides* spp．And resistance genes．J Antimicrob Chemother，58（6）：1160-1167.

Masuda M，Matsumoto M，Tanaka S，et al，2010．Clinical implication of peripheral CD4$^+$CD25$^+$ regulatory T cells and Th17 cells in myasthenia gravis patients．J Neuroimmunol，225（1-2）：123-131.

Megna BW，Carney PR，Kennedy GD，2016．Intestinal inflammation and the diet：Is food friend or foe?World J Gastrointest Surg，8（2）：115-123.

Montano-Loza AJ，Czaja AJ，2015．Cell mediators of autoimmune hepatitis and their therapeutic implications．Dig Dis Sci，60（6）：1528-1542.

Mueller T，Beutler C，Picó AH，et al，2011．Enhanced innate immune responsiveness and intolerance to intestinal endotoxins in human biliary epithelial cells contributes to chronic cholangitis．Liver Int，31（10）：1574-1588.

Nomura DK，Long JZ，Niessen S，et al，2010．Monoacylglycerol lipase regulates a fatty acid network that promotes cancer pathogenesis．Cell，140（1）：49-61.

Pang Y，Gara SK，Achyut BR，et al，2013．TGF-beta signaling in myeloid cells is required for tumor metas-tasis．Cancer Discov，3（8）：936-951.

Polk DB，Peek RM Jr，2010．*Helicobacter pylori*：gastric cancer and beyond．Nat Rev Cancer，10（6）：403-414.

Sánchez B，Hevia A，González S，et al，2015．Interaction of intestinal microorganisms with the human host in the framework of autoimmune diseases．Front Immunol，6：594.

Shouval DS，Rufo PA，2017．The role of environmental factors in the pathogenesis of inflammatory bowel diseases：a review．JAMA Pediatr，171（10）：999-1005.

Smith DL，Harris AD，Johnson JA，et al，2002．Animal antibiotic use has an early but important impact on the emergence of antibiotic resistance in human commensal bacteria. Proc Natl Acad Sci U S A, 99（9）: 6434-6439.

Stewart CA, Metheny H, Iida N, et al, 2013. Interferon-dependent IL-10 production by Tregs limits tumor Th17 inflammation. J Clin Invest, 123（11）: 4859-4874.

Taman H, Fenton CG, Hensel IV, et al, 2018. Transcriptomic landscape of treatment-naive ulcerative colitis. J Crohns Colitis, 12（3）: 327-336.

Touchefeu Y, Montassier E, Nieman K, et al, 2014. Systematic review: the role of the gut microbiota in chemotherapy-or radiation-induced gastrointestinal mucositis-current evidence and potential clinical ap-plications. Aliment Pharmacol Ther, 40（5）: 409-421.

Wang LL, Yu XJ, Zhan SH, et al, 2014. Participation of microbiota in the development of gastric cancer. World J Gastroenterol, 20（17）: 4948-4952.

Willi C, Bodenmann P, Ghali WA, et al, 2007. Active smoking and the risk of type 2 diabetes: a systematic review and meta-analysis. JAMA, 298（22）: 2654-2664.

第4章

肠道菌群在疾病诊断中的应用

肠道微生态系统平衡是维持人体健康的必要因素，也是反映机体内环境稳定的一面镜子，其检测和研究方法众多。

一、细菌涂片及培养

细菌涂片是病原学诊断的经典方法，也是最直接、简便、快速的方法。该方法是将各种细菌分离并根据染色、生化反应及血清学等实验对细菌进行鉴定。

细胞培养法是微生物鉴定的基本方法，采用分离培养和生理生化鉴定的方法可以鉴定出肠道菌群中的乳杆菌、双歧杆菌、肠杆菌和肠球菌等，同时可进行倍比稀释和菌落计数来测定菌落数。但该方法存在耗时长、培养要求高、影响因素多等问题。例如，有些微生物要求的生长条件苛刻：有些是严格厌氧菌，还有些是在自然环境中与其他微生物的共生菌。实验室很难模拟自然条件，因而无法得到其纯培养物。而且细菌培养涉及多种培养基的选择和对微生物的检测，这在很大程度上依赖于技术人员的经验和技巧。

二、聚合酶链反应

聚合酶链反应（polymerase chain reaction，PCR）是一种用于扩增特定DNA片段的分子生物学技术，主要通过变性、退火、延伸三个步骤完成。参与复制的主要因素有DNA聚合酶、连接酶、引物、核苷酸原料等。

（一）针对16S rRNA/DNA 的 PCR

16S rRNA 基因是编码 rRNA 相对应的 DNA 序列，存在于所有细菌的基因组中，具有高度保守性和差异性。根据保守性设计出细菌通用引物，而可变区的差异可以用来区分不同的细菌。使用 16S rDNA 扩增技术在克罗恩病（CD）患者病变肠组织中检测到李斯特菌和大肠杆菌，可以推测出该病与菌群失调有关。16S rRNA 基因序列分析技术解决了传统菌群检测手段影响因素多、耗时长、环境要求高等问题，比起传统手段，针对 16S rRNA/DNA 的 PCR 是一种更为便捷和准确的检测方法。但其在应用过程中仍然存在着一些缺陷，比如在 PCR 实验过程中易出现错误扩增导致假阳性从而影响精确度，梯度凝胶电泳（gradient gel electrophoresis，GGE）中需要小心有毒试剂的使用问题。

（二）实时荧光定量PCR

实时荧光定量 PCR 反应中，引入荧光化学物质，随着 PCR 反应的进行，产物不断累积荧光信号，通过标准曲线对未知模板进行分析，从而实现对受检物的定量和定性分析。与常规PCR相比，实时荧光定量分析具有特异性强、灵敏度高、重复性好、自动化程度高的特点，该技术可定量到细菌种的水平。国内已有学者建立了较为系统的，包括硬壁菌门在内的9种肠道菌群的荧光定量PCR检测体系，不仅可以检测肠道各菌群的组成及特征，还可以定量分析，动态监测肠道菌群的数量变化，相较之前的检测方法更加系统和全面。

（三）基于PCR基础的16S rDNA指纹技术

1.肠道细菌基因间重复共有序列　肠道细菌基因间重复共有序列（enterobacterial repetitive intergenic consensus，ERIC）是1990年Sharple在肠道细菌（霍乱弧菌除外）基因组中发现的长124～127bp的非编码保守重复序列，每种菌株存在着数目不等的各自独特的电泳带型，且主带能够重复稳定出现，可用来区别不同种的细菌和同一种细菌中不同菌株。Di Giovanni等于1999年首次将这种ERIC-PCR技术应用到混合菌群群落结构的分析研究上，得到了能够反映菌群组成差异、重复性好而又稳定的指纹图谱。在医学研究中，该技术主要用来分析肠道菌群的多样性，通过不同样本间条带的分布、亮度和数量的变化推测出菌群的变化，也可回收DNA主带进行克隆测序，检测样品中的优势菌群，探讨菌群与疾病的关系。

2.变性梯度凝胶电泳/温度梯度凝胶电泳　变性梯度凝胶电泳（denaturing gradient gelelectrophoresis，DGGE）技术是Fischer于1979年提出的一种用于检测DNA突变的电泳技术。DGGE原理是使用具有化学变性剂梯度的聚丙烯酰胺凝胶，双链DNA片段在聚丙烯酰胺凝胶电泳时的迁移行为主要取决于其分子的大小和带电荷的多少，使同样长度但序列不同的DNA片段区分开来。Muyzer在1993年首次将这项技术应用到微生物群落结构研究方面，发现其在研究微生物种群方面具有很大优势。它既可以对比分析不同微生物群落之间的差异，也可以研究同一微生物群落变化情况。DGGE分辨率高，适用于检测100～500bp的片段，不需要核素掺入，避免了核素污染。DGGE具有技术可靠、可重复、快速和容易操作的特点，可直接显示微生物群落中优势组成，同时对多个样本进行分析，但是由于肠道微生物种类繁多，只有占群落1%以上的种群才能被检测出来。

温度梯度凝胶电泳（temperature gradientgel electrophoresis，TGGE）技术的基本原理与DGGE技术相似，凝胶温度梯度呈线性增加，可以有效分离PCR产物及目的片段。TGGE技术与化学变性剂形成梯度的DGGE技术相比，梯度形成更加便捷，重现性更强。相对于DGGE技术，TGGE技术可以显著节约样本DNA，通常用于TGGE分析的DNA仅需10～20ng，而DGGE一般需180～300ng，对一些肠道内含量较少的菌群，选择TGGE更为灵敏。

3.末端限制性片段长度多态性分析　末端限制性片段长度多态性分析的优点是成本较低，该方法采用有一端被荧光标记的引物进行普通PCR扩增16S rRNA基因，再用对应的限制性内切酶消化PCR产物，由于不同菌的16S rRNA基因序列有差别，酶切后便会产生不同长度的限制性片段，最后利用测序仪器进行测序分析，最终所获得的图谱中波峰的多少提示了群落的复杂程度，峰面积的大小表明该片段的丰度，能够揭示微生物群落的结构、功能及动态变化。该方法的具体步骤包括：①普通PCR扩增；②PCR扩增产物的检测；③酶消化反应；④酶切产物电泳分型；⑤银染显色。

三、分子探针技术及基因芯片技术

（一）荧光原位杂交技术

荧光原位杂交（fluorescence *in situ* hybridization，FISH）是在放射性原位杂交基础上，以荧光标记取代核素标记而形成的一种杂交方法。将带有荧光标记的寡核苷酸探针直接与经过处理的细胞杂交，使探针渗透到细胞内，用荧光显微镜即可观察到带有杂交荧光标记探针的细胞，通过计算杂交率来定量检测和鉴定细菌。它不需要通过纯化或扩增步骤即可在自然或人工的微生物环境中监测和鉴定不同的微生物个体，同时对群落组成进行分析。FISH技术还可用于鉴定和检测未培养种属和新种属。

Giovannoni首次应用FISH技术进行细菌学的研究，随后经过不断地丰富和完善，FISH技术已成为近年肠道微生物研究中一种重要的检测工具，联合流式细胞学技术进行高通量分析可以优化FISH检测技术。FISH检测具有敏感、快速、安全等优点，其缺点在于该技术尚不能用于16S rRNA序列对未知微生物的检测，且在操作时易受到污染的干扰，结果受到微生物营养状态的影响。

（二）基因芯片

基因芯片（gene chip）又称DNA阵列（DNA array）、DNA芯片（DNA chip）或DNA微阵列（DNA microarray）。其工作原理是大量基因片段作为探针被高密度地固定在1cm大小的基片上（硅片、玻片、尼龙膜等），然后将核素、放射物或荧光等标记的被检测样本RNA、DNA或cDNA与芯片上的探针杂交，对杂交图谱进行检测记录后，通过计算机分析每个探针分子的杂交信号强度，进而了解样本中各种基因的存在或者表达的情况。基因芯片技术具有高通量、高集成、微型化、平行化、自动化、检测快速、精确、低成本等优点，不足之处在于样本的被检测基因型有限。但是，随着基因芯片技术的不断提高和更新，快速、准确且低成本的基因芯片筛查方法的出现及普遍应用将为肠道菌群失调相关性疾病的诊断做出巨大贡献。

四、宏基因组学

宏基因组学是指直接从样本中提取全部微生物DNA，然后根据提取出的DNA信息构建一个宏基因组文库，运用基因组学的方法来研究样本所包含的全部微生物的遗传组成及其群落功能。宏基因组学是在微生物基因组学的基础上发展而来的，它的诞生为微生物多样性的研究、新的生理活性物质的研究提供了新的理念和方法。具体步骤包括：①从环境中提取宏基因组DNA；②用核酸内切酶切割成一定长度的DNA片段并连接到合适的载体上；③转化宿主菌，形成一个重组的DNA文库，即宏基因组文库；④宏基因组文库筛选。该技术的优点是不依赖于特定基因的克隆和测序，而是对存在于某一特定微生物群落中所有基因的研究，同时着眼于微生物群落的结构组成和功能。Manichanh等首次采用宏基因组学方法发现CD患者粪便样本中厚壁菌门的多样性较健康人群明显减少，并发现了一个新物种的存在。2010年，欧盟资助的"人类肠道宏基因组计划（MetaHIT）"进行了迄今最大规模的肠道细菌基因研究，为后续研究肠道微生物与肥胖、肠炎等疾病的关系提供了重要的理论依据。国内学者利用宏基因组学的方法，对乙型肝炎肝硬化患者肠道微生物群落结构及功能代谢进行了全面分析，发现乙型肝炎肝硬化患者肠道菌群结构发生了改变，为肝硬化患者的微生态治疗提供了理论依据。

目前宏基因组学研究的问题首先在于后续数据的挖掘、算法的更新及计算能力等。可以想象随着测序技术的进步，未来宏基因组学的数据量将呈指数级增长，如果没有强大的生物信息学平台支撑，宏基因组学的研究将会严重滞后。其次，宏基因组数据的分析也受到现有已知微生物基因组数据有限的限制。比如，测序获得的很多16S rDNA序列并不能被很好地分类，很多预测的开放阅读框（ORF）的功能也并不清楚，更无法获悉其可能来自哪些微生物（很可能来自某些研究者对其基因信息毫无所知的新的微生物物种）。再次，由于受到现有测序能力的限制，目前对微生物菌群的研究多集中于对高丰度菌群变化的分析，低丰度微生物是否也在某些微生态系统中起到重要作用尚不能完全揭示。最后，宏基因组学研究主要基于基因序列的分析，因此并不能了解哪些基因被转录，哪些关键蛋白被表达。然而，相信在不久的未来，随着元基因组学技术的不断发展、测序手段的不断改进、计算及分析能力的不断提升，以及宏基因组学与转录组学、蛋白质组学及代谢组学的综合应用，人体微生态学的研究将迎来新的篇章。

五、转录组学

转录组学是在宏基因组学之后兴起的一门新学科，适用于分析特定环境、特定时期在某功能状态下转录的所有RNA的类型及拷贝数。这种技术不但具有宏基因组的优点，还能反映群落的功能活性，所以它能够捕捉菌群的动态变化，从而对菌群整体进行各种相关功能的研究。转录组学能够直接对转录的活性基因进行检测，着力于研究菌群功能基因表达，为分析菌群关键功能基因指明新的道路。个体间可以有很大的肠道菌群差异，而菌群基因表达和代谢通路却是相对保守的，可以更显著地提示疾病状态，转录组差异可能更好地显示疾病相关的菌群变化。Schirmer等研究炎症性肠病患者的转录组，发现很多菌群虽然基因组丰度不太突出，但可能因为转录组水平高而对疾病起到决定性作用，提示炎症性肠病患者菌群差异可能更多地在转录组层面。由此可见，转录组学比宏基因组学在某些疾病中有着特殊的优势。

六、蛋白质组学

蛋白质是细胞功能执行者，在基因和蛋白质间起桥梁作用的mRNA水平仅能相对地代表蛋白质水平，它们之间并不总是呈正相关，一部分mRNA并不参与指导蛋白质的翻译过程，蛋白质的翻译后修饰也可以形成很多蛋白质异构体，从而改变蛋白质的功能。蛋白质组学能够从整体角度分析细胞内动态变化的蛋白质组成成分、表达水平与修饰状态，进而了解蛋白质之间的相互作用与联系，揭示蛋白质功能与细胞生命活动规律。随着蛋白质组学研究仪器的不断更新、研究方法的不断完善，蛋白质组学在微生物相关性肿瘤的研究中发挥着愈发重要的作用。

蛋白质组学作为一门实验技术手段，受到其本身的发展状况及仪器设备检测灵敏度的限制，研究人员能够检测到的差异蛋白质一般为丰度相对较高的蛋白质，而在疾病早期出现的微量的肿瘤标志分子，很可能因为研究技术手段本身的缺陷而未被发现。另外，蛋白质组学技术还面临很多挑战，包括如何从海量蛋白质组数据中挖掘真正反映疾病状态的蛋白质还需要深入研究，这些蛋白质或者蛋白质组合是否能成为诊断标志分子还有待在更广泛的临床标本中去验证。疾病的发生是一个动态发展的过程，具有时间和空间效应，动态蛋白质组学研究还有待加强。

七、代谢组学

代谢组学可广义定义为定量检测和分析人体产生的所有内源性小分子代谢物（通常小于1500Da），如糖类、脂肪酸、有机酸、氨基酸、核肽、甾体和脂类等。代谢组学不仅能够检测出菌群修饰或生物合成分子，还可以直接判断影响肠道菌群的药物和食物。我国古代已有通过观察粪便的颜色和气味来评估患者健康的记载。如今的粪便pH试纸也可用来粗略测量粪便中脂肪酸含量和乳糖耐受情况。

与基因组和蛋白质组学相比，代谢组学具有以下优点：①无侵入性的采样方法获得生物体液，并且这些生物体液的代谢组学分析可以反映机体整体的生理和病理状态。血液和尿液主要反映宿主代谢，也是宿主与元基因组相互作用的结果；粪液主要反映了微生态菌群代谢。②样本的处理相对简单、快速，并且成本相对便宜。③基因和蛋白质表达的微小变化在代谢组学中被放大。④代谢物的种类远少于基因和蛋白质的数量。⑤代谢组学的研究不需要进行全基因组测序或构建大量表达序列标签的数据库。

代谢组学最常用的方法是通过色谱法分离代谢物，然后作为带电离子进行质谱分析。质谱可以对肠道菌群的代谢物进行定量检测，灵敏度很高，在含量很少的样本中也可以进行检测。新型软电离生物质谱的发展加快了对大分子的快速检测，利用核糖体蛋白质组指纹图谱方法分析微生物，快速地对细菌、真菌、酵母菌进行分类，适用于大多数肠道菌群鉴定。目前，代谢组学技术已广泛应用于感染诊断、抗菌机制预测、代谢通量分析、基因功能阐明、酶功能分析、癌症早期检测和诊断等医学微生态研究。

八、多组学技术

基因组学反映了什么是可以发生的，转录组学反映的是将要发生的，蛋白质组学指出了赖以发生的，而代谢组学反映的是已经发生的。虽然单一组学技术各具优势，但是在研究整体的肠道微生态学问题上又都存在明显的局限性，无法全面地解析肠道菌群对疾病发生发展的作用。因此，基于单一组学技术的多组学技术应运而生（图4-1）。多组学技术（Multi-Omics）是结合两种或两种以上组学研究方法，如基因组、转录组、蛋白质组或代谢组，对生物样本进行系统研究，同时将各组学的数据加以整合分析并深入挖掘生物学数据。在微生态研究领域，微生物多样性测序、宏基因组、宏转录组、宏蛋白质组、代谢组等技术的交叉融合，为人体微生态群落构成、代谢途径、微生物-环境互作、疾病发生发展提供了新的研究思路。通过多组学技术不仅可以注释并解析环境微生物群落的结构与功能，还可以比较实验组与对照组在不同水平下物种的活性丰度、基因的差异表达、代谢途径的强弱。

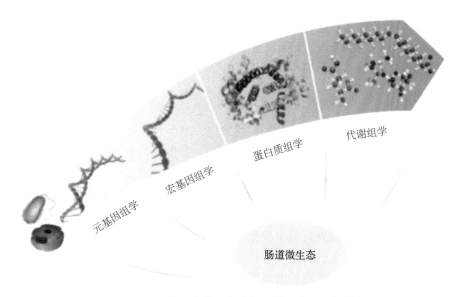

图4-1 多组学联合技术成为肠道微生态研究的趋势

九、单细胞分析技术

单细胞分析技术主要包括单个细菌或真菌等微生物的分离与分析方法。单细胞测序技术旨在通过下一代测序和获取细胞间遗传物质与蛋白质差异的信息来识别单个细胞的基因组序列信息，从而更好地理解单个细胞在微环境中的功能。主要包括以下4个步骤，即单细胞分离、核酸扩增、高通量测序和数据分析，其中单细胞分离和核酸扩增是核心技术（图4-2）。

单细胞测序技术可以揭示单核苷酸变异、拷贝数变异、单细胞DNA水平的基因组结构变化、RNA水平的基因表达、基因融合、选择性剪接、DNA甲基化和组蛋白修饰，通过对单个细胞的全基因组、转录组和表观基因组进行测序，揭示涉及疾病发生和发展的复杂异质性机制，进一步改善疾病诊断、预后预测和药物治疗效果。随着荧光激活

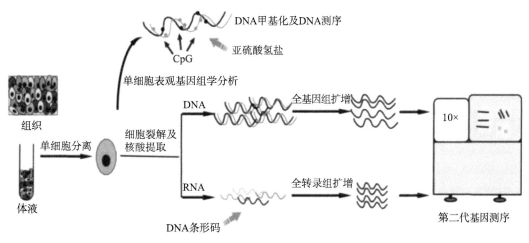

图4-2 单细胞测序技术

细胞分选技术、微流体芯片技术、多重置换扩增技术、单细胞基因组测序技术、下一代测序技术、生物信息学的不断发展和人类微生物组学计划的实施，从单细胞微生物的角度，掌握复杂微生物的结构组成、功能基因组学、新物种发现等正逐渐成为现实。

十、展望

肠道微生态与人体生理结构及功能关系密切，微生态失调不仅会引起肠道疾病，还可通过"脑–肠轴""肠–肝轴""肠–心轴""肠–皮肤轴"及"肠–肺轴"等影响远端器官功能，引发疾病。肠道菌群数量庞大、功能多样、作用复杂，具有调节营养代谢、免疫刺激及生物拮抗的作用，在漫长的进化过程中与宿主形成了平衡稳定的组合体，一旦这种平衡被打破，就会导致疾病发生。肠道微生态在人类各系统疾病中的作用越来越受到重视，其在疾病发生发展过程中的作用也逐步被揭示，通过改变肠道微生态结构可以达到预防、治疗某些疾病的目的。选择合适的检测技术对于了解肠道菌群结构、治疗相关疾病具有重要意义。微生态检测经历了从传统培养方法到现代分子生物学方法、多组学联合分析、单细胞测序等检测手段的进步。随着现代生物技术的飞速发展，从微生态与疾病发生发展关系的角度探索疾病的促发原因和形成机制，对我国菌群失调相关疾病的预防和治疗都将有着重要的指导意义。

（路　帅）

参 考 文 献

陈琛，江振友，宋克玉，等，2011. 中草药对小鼠肠道菌群影响的研究. 中国微生态学杂志，23（1）：15-17.

魏晓，2012. 乙肝肝硬化患者肠道微生物宏基因组学的研究. 北京：中国人民解放军军事医学科学院.

Avila MA, Moschetta A, 2015. The FXR-FGF19 gut-liver axis as a novel "hepatostat". Gastroenterology, 149（3）：537-540.

Bigorgne AE, John B, Ebrahimkhani MR, et al, 2016. TLR4-dependent secretion by hepatic stellate cells of the neutrophil-chemoattractant CXCL1 mediates liver response to gut microbiota. PLoS One, 11（3）：e0151063.

Boursier J, Mueller O, Barret M, et al, 2016. The severity of NAFLD is associated with gut dysbiosis and shift in the metabolic function of the gut microbiota. Hepatology, 63（3）：764-775.

Chen YC, Greenbaum J, Shen H, et al, 2017. Association between gut microbiota and bone health：potential mechanisms and prospective. J Clin Endocrinol Metab, 102（10）：3635-3646.

Chung CS, Chang PF, Liao CH, et al, 2016. Differences of microbiota in small bowel and faeces between irritable bowel syndrome patients and healthy subjects. Scand J Gastroenterol, 51（4）：410-419.

Compare D, Coccoli P, Rocco A, et al, 2012. Gut--liver axis：the impact of gut microbiota on non alcoholic fatty liver disease. Nutr Metab Cardiovasc Dis, 22（6）：471-476.

Håkansson Å, Tormo-Badia N, Baridi A, et al, 2015. Immunological alteration and changes of gut microbiota after dextran sulfate sodium（DSS）administration in mice. Clin Exp Med, 15（1）：107-120.

Kim SE, Choi SC, Park KS, et al, 2015. Change of fecal flora and effectiveness of the short-term VSL 3 probiotic treatment in patients with functional constipation. J Neurogastroenterol Motil, 21（1）：111-120.

Li Y，Wu H，Deng YY，et al，2015. Changes of Intestinal Mucosal Barrier and Intestinal Flora in Rats with Severe Acute Pancreatitis. Sheng wu Yi xue Gong cheng xue Zazhi，32（2）：412-417.

Miura K，Ohnishi H，2014. Role of gut microbiota and Toll-like receptors in nonalcoholic fatty liver disease. World J Gastroenterol，20（23）：7381-7391.

Qin JJ，Li RQ，Raes J，et al，2010. A human gut microbial gene catalogue established by metagenomic sequencing. Nature，464（7285）：59-65.

Spence JD，2016. Intestinal microbiome and atherosclerosi. EBioMedicine，13：17-18.

Wang XM，Yang YH，Huycke MM，2015. Commensal bacteria drive endogenous transformation and tumour stem cell marker expression through a bystander effect. Gut，64（3）：459-468.

Wang ZZ，Roberts AB，Buffa JA，et al，2015. Non-lethal inhibition of gut microbial trimethylamine production for the treatment of atherosclerosis. Cell，163（7）：1585-1595.

Zhao Y，Yu YB，2016. Intestinal microbiota and chronic constipation. Springerplus，5（1）：1130.

Zhu LX，Liu WS，Alkhouri R，et al，2014. Structural changes in the gut microbiome of constipated patients. Physiol Genomics，46（18）：679-686.

第5章

粪菌移植概述

第一节 粪菌移植的历史

粪菌移植（fecal microbiota transplantation，FMT），是将健康人粪便中的菌群，通过一定方式移植到患者肠道内，调节肠道菌群失衡，重建具有正常功能的肠道微生态系统，实现肠道及肠道外疾病的治疗，已被视为一种特殊的器官移植。目前已用于治疗艰难梭状芽孢杆菌感染、炎症性肠病、肠易激综合征、代谢综合征、神经发育不良与退行性疾病、自身免疫性肠病和恶性肿瘤等多种疾病。

一、粪菌移植的中国起源

澳大利亚学者Thomas Borody作为粪菌移植领域的先驱之一，曾认为粪菌移植起源于意大利解剖学家Fabricius ab Aquapendente在兽医领域的应用，后又认为可能源于Elie Metchnikoff在100年前的著作 *The Prolongation of Life：Optimistic Studies*，该书认为酸奶中的乳酸菌能调节肠道菌群，延长寿命。然而，事实上中医学作为中国传统医学，一直有用人的粪便给病人治疗的记载。

中国有用中药金汁治疗疾病的悠久历史，作为中医学四大经典之一《黄帝内经》的《素问·腹中论》中就有用鸡矢醴治鼓胀的论述，这为后世的人粪治疗打下了基础。到了1700年前的东晋时期，葛洪的《肘后备急方》中即有"饮粪汁一升，即活"的记载，书中记录了用人粪清液治疗食物中毒、腹泻、发热并濒临死亡的患者。到了明朝，我国用人粪治疗多种消化道急危重症的治疗方式得到了充分发展。李时珍所著《本草纲目》中记载用人粪治病的疗方多达20多种，鉴于粪菌移植的关键原理是移植供者粪便中健康的菌群，所以，健康人粪便的上清液、新鲜粪汁和小儿粪，都可理解为含有菌群的粪便。随着明清时期瘟疫的流行，人粪便越来越广泛地应用于热性温病的治疗。由于温病合并热毒，胃肠道症状明显，金汁治疗的效果往往出人意料。温病四大家之一的叶天士在《温热论》中就记载了用人粪便有效治疗温病的医案。所以，我国粪菌移植有着悠久的历史，从明确记载中得知粪菌移植至少可溯源至1700多年前，远远在发现报道之前就已应用并取得了良好疗效，但是当时的医疗环境与技术、医学伦理、封建思想等限制了粪菌移植的发展。哪怕医学家给粪液起了美丽的名字如"黄龙汤"等，患者仍然认为大便是污秽之物，难以接受，所以粪菌移植在中国传统医学历史中渐渐退出了舞台。

但是自20世纪50年代起，这种特殊的移植越来越重视，随着西医的迅速发展，粪菌移植方法被不断发掘与发展，直到今日在临床上广泛应用。在2012年，张发明等在 *The American Journal of Gastroenterology* 杂志发文，从医学史的角度进一步将粪菌移植的发展史，从之前的西方公认的1958年，向前推进到1700年以前的中国，向世人证明了粪菌移植的中国起源。

一、粪菌移植在现代医学史上的发展

现代医学史上最早的粪菌移植研究可以追溯到1958年，美国外科医师Ben Eiseman报道了4名假膜性肠炎患者，在进行万古霉素和甲硝唑等抗生素、氢化可的松、益生菌等治疗无效后，与患者及其家属商议后决定用健康家属的大便制成粪水，对患者灌肠进行粪菌移植。结果，3名重症患者都在几天之内奇迹般地痊愈出院，另1名患者死于与肠道感染无关的其他疾病。

1989年1月，Justin Bennet和Mark Brinkman在写给 Lancet 的报道中宣布了粪便灌肠6个月后，Bennet的溃疡性结肠炎得到缓解。虽然仅1例，却拓宽了粪菌移植的临床范围，是粪菌移植治疗IBD的第一例报道。1989年，丹麦Statens血清研究所的Tvede和哥本哈根大学的Rask Madsen使用粪菌移植成功治疗了6例艰难梭菌感染者，改变了肠道菌群分布。同年，澳大利亚悉尼消化医学中心的Thomas Borody，用结肠镜将粪便上清液注入大肠，以治疗慢性便秘、溃疡性结肠炎、克罗恩病等肠道疾病，再一次拓宽了粪菌移植适应证。2003年，Borody再次发表案例报道，他又接收了6名复发性的重症溃疡性结肠炎患者，并通过粪菌移植达到完全治愈效果，让大家在这个领域看到了希望。同年，美国Aas Johannes等用鼻胃管输入粪清液治疗复发性难辨梭状芽孢杆菌感染。该研究从1994年开始，共纳入18例患者，结果表明，无论是经胃还是经十二指肠给人粪菌，均能获得良好疗效。2010年，美国明尼苏达大学的Alexander Khoruts及其团队经基因测序分析粪菌移植前后的微生物组成，发现对治疗艰难梭菌感染有效的粪菌移植疗法会使受体菌群越来越像移植供体的菌群，再次为粪菌移植疗效提供了有力支持。2011年初，Nature Medicine 杂志发表了长篇专题，将粪菌移植和该领域最有影响力的三位医师（澳大利亚悉尼消化医学中心的Thomas Borody，美国纽约阿尔伯特爱因斯坦医学院消化科的Lawrence Brandt，美国明尼苏达大学医院消化科的Alexander Khoruts）进行详细介绍，呼吁大家将经胃肠镜等粪菌移植的方法，作为严重难辨梭状芽孢杆菌感染的一线治疗手段。之后，粪菌移植的研究迅速增加。到了2012年，Anne Vrieze等用经鼻空肠管输入粪菌悬液，将健康的供体粪菌移植到18例代谢综合征患者肠道内，结果发现患者的胰岛素敏感性显著上升，证实了粪菌移植对代谢综合征的价值。同年，Khoruts和细菌研究专家Michael Sadowsky合作完成粪菌液的标准化制备、冻存和基因研究等，并用标准冻存粪菌实现粪菌移植，治疗了43例难辨梭状芽孢杆菌感染患者，这标志着粪菌移植已经转向"标准化"。2013年1月阿姆斯特丹大学的Elsvan Nood及其同事报道了首例粪菌移植能有效治疗复发艰难梭菌感染的随机对照试验结果。同年，中国南京医科大学第二附属医院的张发明团队用粪菌移植成功治疗严重克罗恩病合并肠内瘘感染，将适应证扩大到腹腔感染性病变或脓肿，这是第一例用标准化粪菌移植成功治疗严重克罗恩病合并肠内瘘感染的案例，并在随访1年内维持缓解。在2013年，美国食品药品监督管理局（FDA）对艰难梭菌的粪菌移植疗法实施"执法自由裁量权"，宣布人类粪便可以作为药物使用。粪菌移植作为推荐治疗方案，首次被写入美国复发性艰难梭菌感染的治疗指南中，并在今后的指南和共识中相继推荐使用。在2014年，英国国家健康与临床卓越研究所（National Institute for Health and Care Excellence，NICE）建议使用粪菌移植疗法治疗艰难梭菌感染的复发，并号召进一步研究最优剂量及对供体的管控。2016年，Felix Broecker等进行的长期研究显示，艰难梭菌感染患者接受粪菌移植后6～42个月肠道菌群仍保持正常。这出乎意料的结果并未打击到人们研究的积极性，反而在这之后，美国、英国、中国及澳大利亚等国家更加积极地开展粪菌移植领域的研究，用肠道菌群为传统疾病治疗打开新的视窗。2017年2月，*Lancet*发表了澳大利亚三家医院进行的多中心双盲随机对照试验的研究结果，向世界证明了粪菌移植在溃疡性结肠炎治疗中的广阔前景，被视为粪菌移植的重大突破。2021年2月，Science发表了希尔曼癌症中心和美国癌症研究所的联合研究，研究证实通过粪菌移植改变肠道微生物组可以将对免疫疗法无应答的晚期黑色素瘤患者转变为应答者。这意味着，某些微生物可能影响着癌症免疫治疗效果，未来或许可以将这些微生物引入对免疫治疗不敏感的患者体内，从而改善治疗预后。

迄今，粪菌移植已经用于多种疾病的治疗，不仅包括腹泻、便秘、溃疡性结肠炎、克罗恩病、艰难梭菌感染等胃肠道病症，还包括肠外疾病如糖尿病、肥胖、自身免疫性疾病、自闭症、神经发育和退行性疾病、恶性肿瘤等，粪菌移植在近年得到了飞速发展。

第二节　粪菌移植的作用机制

人类身上共生细菌的数量远超过自身细胞数量，其中肠道菌群最多也最重要，它们拥有100倍于人类基因组的遗传信息，被称为人体第二个基因组。肠道菌群绝大多数为厌氧菌，主要由厚壁菌、拟杆菌、变形菌和梭杆菌等组成，这些微生物的功能包括复杂糖类的消化、能量存储、肠屏障、参与免疫功能等。菌群中不同种类之间，菌群与宿主、环境之间，始终处于动态平衡状态中，形成一个互相依存、相互制约的系统。当这种微生态平衡受到破坏时，致病菌就会趁机繁殖，引起菌群失调，会导致如艰难梭菌感染、炎症性肠病、肥胖，以及自身免疫性疾病、抑郁症、自闭症等肠外疾病，因此粪菌也被称为"虚拟器官"。粪菌移植将健康捐赠者粪便中的功能菌群通过一定方式移植到患者肠道内，调节肠道菌群的失衡，重建肠道微生物稳态，从而发挥治疗肠道菌群失调疾病的作用。可以说大部分肠道菌群紊乱带来的疾病都可以用粪菌移植的方法来治疗，本节将对肠道菌群的治疗机制做简要阐明。

一、消化系统

肠道菌群能够调节肠道运动和分泌，分解食物中的大分子复合多糖，参与营养物质的消化和吸收，制造各种营养素，维持肠上皮屏障的完整性，促进并维护免疫系统的正常活动等。肠道菌群平衡失调，最先影响的就是消化道，会引起消化道疾病的产生，而粪菌移植是对此安全有效的治疗方法，近几年备受关注。

（一）便秘

便秘患者与健康人相比，肠道菌群在数量及组成上存在异常，便秘患者肠道中双歧杆菌属和乳杆菌属细菌含量明显降低，拟杆菌、梭杆菌、肠杆菌显著增高。研究表明粪菌移植治疗后肠道中有益菌增加，其主要的代谢产物乙酸有促进肠蠕动、缓解便秘的作用；产生的丁酸盐，在维持大肠良好蠕动、刺激排便方面有显著的作用。此外，肠道菌群还通过修饰胃肠道内分泌信号如5-羟色胺（5-HT）、胰高血糖素样肽1（GLP-1）等，参与胃肠道运动的调节，影响胃肠道的分泌、代谢和运动等多重功能。所以，粪菌移植能通过改变肠菌比例、调节神经内分泌信号来改善肠道运动功能。

（二）艰难梭菌相关性感染

艰难梭菌相关性感染（CDI）与假膜性肠炎（pseudomembranous enterocolitis, PMC）相关，是由于长期大量应用广谱抗生素等导致的肠菌失衡，艰难梭菌过度繁殖引起的感染，可导致水样泻、暴发性肠炎、假膜性肠炎等，易复发。目前粪菌移植是治疗CDI最有效的方法，有效率达80%～90%，2013年美国已将粪菌移植写入CDI治疗指南中。CDI患者的厚壁菌门和拟杆菌门数量减少，变形杆菌门和放线菌门的数量增多。粪菌移植能重建健康的肠道菌群，恢复肠道菌群的丰富度和多样性，维持正常肠道微生态，减少艰难梭菌的大量繁殖。粪菌移植能通过有益菌的定植和菌膜形成提高肠道的生物屏障功能，并能促进上皮细胞合成黏蛋白MUC2、抗菌肽，生成、释放防御素及降低肠腔pH帮助修复肠道化学屏障，抵抗艰难梭菌等病原体的定植。粪菌移植还能增加产丁酸盐菌群的比例，丁酸盐作为SCFA中的重要成分，通过诱导肠道上皮紧密连接蛋白的表达来调节黏膜屏障的完整性，抑制组蛋白去乙酰化途径及核因子NF-κB活化，增加一磷酸腺苷和黏蛋白的产生从而保护肠黏膜屏障。粪菌移植还可刺激肠上皮细胞分泌抗菌肽，促进中性粒细胞募聚和吞噬作用，诱导调节性T细胞的上调，并通过激活肠道B淋巴细胞介导的体液免疫反应来产生sIgA，从而调节免疫系统以抵抗CDI。粪菌移植能抑制促炎细胞因子的信号通路，降低环氧合酶和过氧化物酶的表达，从而减轻肠道炎症反应。

此外，肠道内不同胆汁酸盐的水平可对艰难梭菌生长与繁殖发挥良好的控制作用。CDI患者初级胆汁酸盐水平较高，次级胆汁酸盐水平较低，牛磺胆酸、甘氨胆酸和胆酸等均促进艰难梭菌生长，而粪菌移植能恢复胆汁酸盐代谢水平，直接调节艰难梭菌发芽和生长。粪菌移植还可以使有益菌群与艰难梭菌竞争肠内营养素，创造不利于艰难梭菌生长的营养环境，抑制其毒素的合成及生长繁殖。所以，CDI患者可选择粪菌移植进行治疗。

（三）肠易激综合征

肠易激综合征（IBS）是功能性的肠道疾病，肠道菌群失衡导致小肠细菌过度增殖（SIBO）是其主要表现之一。IBS患者肠道内乳酸菌和双歧杆菌显著减少，而大肠杆菌等兼性厌氧和需氧菌增加。粪菌移植可以纠正肠菌失调引发的非组织损伤的低水平炎症，还可以调控SIBO，减少肠道产气，改善肠道功能，减轻患者腹部胀痛、胀气和肠道蠕动过快等症状。

（四）炎症性肠病

炎症性肠病（IBD）肠道菌群的多样性降低，数量减少，其中柔嫩梭菌（一种具有抗炎作用的共生菌）数量显著下降。通过粪菌移植能够改善肠道微环境，调整菌群结构，保护黏膜屏障功能，增加产丁酸的梭状芽孢杆菌、普拉梭菌等，降低肠道pH，抑制病原菌生长。粪菌移植还能诱导调节性T细胞、外周血单核细胞等免疫细胞的增殖和分化，抑制炎性因子产生，发挥免疫调控作用。

（五）代谢综合征

代谢综合征患者的拟杆菌门所占比例明显减小，然而厚壁菌门的比例显著增大。此外，高脂高热量饮食引发肠道黏膜的上皮细胞之间紧密连接蛋白ZO-1、Occludin等发生变化，从而损害了肠道黏膜的物理屏障，肠道黏膜通透性增大，促进内毒素吸收入外周血循环，导致代谢性内毒素血症。粪菌移植能增加菌群多样性，增加丁酸盐含量，调节菌群平衡，增强肠道屏障功能，减轻内毒素血症。内毒素能起到级联放大作用，释放大量炎症因子诱发慢性炎症反应，使得机体对胰岛素的敏感性降低，并且发生胰岛素抵抗。而粪菌移植能通过调整菌群结构，降低内毒素，从而降低炎性因子，改善胰岛素敏感性，治疗代谢综合征及2型糖尿病。

（六）脂肪性肝病

脂肪性肝病与肠菌失调有关。门静脉收集肠系膜静脉的血液后为肝脏供血，当肠道菌群失调时，益生菌减少，革兰氏阴性杆菌过度生长、炎症因子产生增加，肠黏膜屏障功能遭到破坏，肠黏膜通透性增加，使得肠道内的细菌及其代谢产物进入血液循环，通过"肠-肝轴"进入肝脏。肝脏内的免疫系统被激活，释放一系列炎性因子，不仅能够引起肝脏炎症反应，还会进一步损伤肠黏膜及其他组织器官。粪菌移植可以通过肠道菌群结构的变化，改善肠黏膜屏障及其通透性，减轻内毒素血症及炎症反应，减轻肝脏炎症及脂质沉积，进而达到治疗脂肪性肝病的目的。

二、神经系统

肠道菌群的作用不仅仅局限于胃肠道，还可以通过"微生物-肠-脑"轴的3条途径（免疫、神经内分泌和迷走神经途径）对脑功能和行为产生重大的影响。许多研究者都认为肠道菌群与神经系统疾病存在关联，包括自闭症、多发性硬化，帕金森病、阿尔茨海默病等。无菌动物没有肠道菌群，且免疫系统发育不成熟，是研究肠道菌群如何通过免疫途径影响脑活动的良好的动物模型。有研究发现，当向无菌动物肠道内移植正常菌群后，其免疫系统发育良好且应激反应正常。但当无菌动物移植致病菌时，会导致结肠炎，并出现明显焦虑、抑郁，认知行为及神经生化的明显改变，通过粪菌移植能够显著改善神经系统症状。所以，粪菌移植可以通过微生物-肠-脑轴对宿主起作用。

（一）焦虑及抑郁

粪菌移植能使脑功能生物标志物γ-氨基丁酸（γ-aminobutyric acid，GABA）、N-乙酰天冬氨酸（N-acetyl aspartic acid，NAA）和谷氨酸盐的水平发生显著变化，继而减缓焦虑及抑郁相关行为。

（二）阿尔茨海默病

粪菌移植能改善行为学方面的认知功能，提高抗氧化损伤能力，减轻炎症反应水平，促进神经元的发育、存活，减少Aβ淀粉样蛋白沉积，在一定程度上能缓解阿尔茨海默病病理特征。粪菌移植也可通过迷走神经介导的肠道感觉神经元活动调控脑区c-Fos（神经元激活的标志）的表达来改善行为。

（三）多发性硬化

肠道菌群是引发中枢脱髓鞘病变的重要因素，粪菌移植能改善肠菌微环境，通过调控宿主对致病微生物的免疫反应及自身免疫应答，能有效缓解多发性硬化等疾病的进程和改善预后。

（四）慢性疲劳综合征

慢性疲劳综合征（CFS）患者的肠道菌群发生明显变化，大肠杆菌和双歧杆菌数量减少，肠球菌数量增多，粪菌移植可以调节菌群失衡，治疗CFS。

（五）自闭症

自闭症肠道菌群的多样性降低，且肠道内的普氏菌属、粪球菌属和韦荣球菌科的数量显著降低，这均与自闭症程度显著相关。有研究表明革兰氏阴性病原菌脂多糖引发的炎症反应会增大血脑屏障的通透性，使得过量的汞在小脑累积，革兰氏阳性梭菌释放外毒素和丙酸盐，这些可以引发自闭症。粪菌移植能恢复正常的菌群结构，增加益生菌，恢复肠道及血脑屏障功能，改善机体正常的代谢活动，从而治疗自闭症。

（六）肝性脑病

肝性脑病（HE）虽然是由慢性肝衰竭引发的，但肠道菌群能够调节肝肠间信息传递物质的产生和释放从而导致HE。HE患者的肠道菌群中致病性大肠杆菌、葡萄球菌、产碱杆菌和链球菌的数量增多，其中产碱杆菌的增多能代谢尿素产生氨，可能导致认知功能下降。粪菌移植能改善肠道微环境，调控肠道菌群的代谢产物，降低含尿素酶细菌数量，从而减少氨、硫醇、苯二氮、锰和脂多糖等神经毒性物质，改善认知功能，延缓HE进展。

三、其他系统

粪菌移植在其他系统中也发挥重要作用。在循环系统中，人群研究表明，冠状动脉粥样硬化、高血压、心力衰竭等心血管疾病患者的体内肠道菌群组成和功能发生变化。有研究表明，肠道菌群代谢产物三甲胺-N-氧化物（trimethylamine-N-oxide，TMAO）的升高不但与动脉粥样硬化斑块的发展有关，而且与心力衰竭患者的预后不良有关。TMAO通过增加动脉粥样硬化前清除受体分化抗原36（CD36）和清道夫受体A（SRA）的表达，造成胆固醇在细胞内的堆积。同时，TMAO能降低胆汁酸合成酶CYP7A1的表达，抑制胆固醇的转运，造成胆固醇在细胞内的堆积和泡沫细胞的形成，从而增加心血管疾病发生的风险。粪菌移植后有益菌增加，可以降低有害菌产生的TMAO，保护心血管系统。粪菌移植后短链脂肪酸（SCFA）增加，可以通过与嗅觉受体78（Olfr78）和GPR41结合维持血压稳定。粪菌移植还能减少心脏中CD4$^+$ IFN-γ^+细胞比例并上调脾脏中CD4$^+$CD25$^+$Foxp3$^+$ Treg细胞比例，从而减少心肌中炎性细胞浸润和改善心功能，缓解心肌炎。

在呼吸系统中，当发生急性肺损伤时，肠道屏障受损，肠道菌群失调，革兰氏阴性细菌增多，内毒素及有害物质穿过黏膜屏障进入血液循环，引发肠源性感染，通过"肠-肺轴"再次加重肺损伤，形成恶性循环。粪菌移植能增加菌群多样性，稳定微生态，并且能通过菌群产生的SCFA抑制炎症因子的释放，减少炎症反应。

在泌尿系统中，慢性肾病的发生也与肠道菌群失调有关，患者革兰氏阴性菌门、拟杆菌门丰度显著增加，厚壁菌减少。此外，慢性肾病患者产生SCFA的菌群减少，产生内毒素、TMAO、硫酸吲哚酚（IS）和对甲酚硫酸盐（PCS）等有害物质的细菌类群扩大，可加重肾损伤。"微生物-肠-肾轴"理论阐明了肠道菌群、肠道黏膜屏障与肾脏在代谢、免疫及炎症反应等多方面存在的紧密联系。肠道菌群失调会破坏肠上皮屏障，肠道微生物产生的有毒代谢物增加，引起了炎症反应、血流动力变化、代谢紊乱和血管内皮损伤，加重了肾脏疾病的进展。而肾病患者肾小球滤过率下降，体内大量的代谢废物无法经肾脏排泄而堆积，经肠壁进入肠腔，又加重了肠道菌群失调，所以这是相互影响、相互调控的环路。粪菌移植不仅能增强肠道屏障功能，还能减少有害菌群定植，降低内毒素。此外，粪菌移植抑制内毒素与Toll样受体的结合，会减少炎症因子释放，抑制TGF-β分泌介导的肾系膜细胞的增殖、肾小球硬化和间质的纤维化，保护肾功能。粪菌移植后有益菌增加SCFA的产生，其产物丙酸可与肾小球旁器嗅觉感受器受体结合，减少肾素的分泌从而降低血压，丁酸可降低血管紧张素Ⅱ水平，改善肾损伤，减缓蛋白尿、肾小球硬化、肾纤维化等。

总之，粪菌移植的作用机制可以总结为①改善黏液层组成及紧密连接蛋白表达，降低肠道通透性，调节肠道pH，保护肠屏障功能；②有益菌产生的短链脂肪酸能起到减少炎症因子释放、增加免疫细胞增殖和分化、调节免疫的功能、抵抗病原菌的定植的作用；③有益菌提供有益的养分，竞争抑制有害菌的生长繁殖；④调节细菌丰度，增加益生菌的种类及数量；⑤有益菌定植于肠道黏膜后可形成微生物屏障，阻止病原菌大量繁殖，维持微生态平衡；⑥恢复胆汁酸盐代谢水平，抑制病原菌生长。

尽管人类在粪菌移植的免疫原性、病原体生长繁殖与保护、代谢途径与产物、微生物组成等多方面对多种疾病的作用机制已有重要进展，但是对于各种细菌之间及其与宿主之间的相互作用机制，还知之甚少，有待进一步探索。

第三节　粪菌移植的发展现状

在全世界抗生素滥用导致耐药的困境下，很多患者死于严重菌群失调导致的复杂感染，粪菌移植作为最后的防线，在临床救治领域发挥着重要作用。目前已证实粪菌移植治疗艰难梭菌感染的成功率高达80%～90%，尤其是作为复发性艰难梭菌感染的最佳治疗方式，在2013年就写进了美国治疗CDI的指南中。

粪菌移植在治疗严重菌群失调相关性疾病上有显著疗效，然而其推广程度与其临床价值远不相称。目前国际上粪菌移植一般仅局限于炎症性肠病的补救治疗、艰难梭状芽孢杆菌感染、未明确病原体感染的假膜性肠炎等，很多肠道菌群失调相关性疾病如自闭症、自身免疫性疾病、肿瘤、代谢综合征等应用受限，在我国更是发展缓慢。纵观国内外历史，在澳大利亚、北美、欧洲等，发现粪菌移植治疗的100多年里，却发展迅猛，而中国具有1700多年的人粪治病的悠久历史，若忽略粪菌移植的开展实属遗憾。自2012年由南京医科大学第二附属医院的张发明教授率先开展临床试验并极力推动下，我国各地多中心相继开展大量临床研究和应用，走向飞速发展粪菌移植的道路，然而其中也存在着种种问题。

一、心理问题

粪便是污秽之物，会让患者产生一定厌恶心理。但对于疾病缠身的患者来说，在经历了多次效果欠佳的治疗、情绪低落，甚至焦虑、抑郁和绝望的情况下，身心和经济的沉重负担，让他们更愿意去接受粪菌移植。基于此，医师的指导和中立、无偏倚的信息告知至关重要，要考虑到目前患者的脆弱性和对治疗效果的过度期待，不仅需告知现有的风险、不良反应及粪菌移植尚在探索阶段的事实，还应告知备选治疗方式，做好宣教，并通过口服胶囊、鼻肠管、结肠镜、灌肠等途径移植菌群，能提高患者的接受度。

粪菌移植还挑战医护人员的心理，因为要将筛选后的供者粪便经一系列流程处理成满意的粪菌悬液，再保质保量地移植到受者肠道内，对医护人员来说是一种身心的挑战，并且医护人员收益却很少，这种经济效益的掣肘也阻碍了粪菌移植的发展。所以，如果要解决这些问题，就要建立规范的粪便库，推动机械标准自动化生产粪菌，吸引资金投入并生产出商业规范化的产品，才能推动粪菌移植更多更广地在临床上应用。

二、规范性应用

粪菌移植的医疗技术审批、伦理和知情同意成了很多人的顾虑。一方面，作为试验性临床研究和临床治疗，风险或受益评估、患者知情同意、医院及实施者进行粪菌移植的资质、收费标准等问题尤为重要；另一方面，作为新型的"器官移植"，粪菌移植涉及供体的选择和筛查、受体选择、粪菌所有权和商业化、个人隐私信息等问题。因此，粪菌移植引发的伦理和社会问题更具复杂性。在西方国家开展粪菌移植，不需要经卫生行政部门及药品管理部门批准，存在滥用的隐患。在我国应建立完善监管体制，尽快出台相应的共识意见、准入限制和政策法规等，在推进规范粪菌移植发展的同时降低风险。要在有资质有条件的正规医院开展临床研究和实践。

医师需充分告知患者粪菌移植现有的风险、不良反应、目前尚在探索阶段的事实、备选治疗方案等，签署知情同意。临床实施医师必须充分学习和正确认知肠道菌群移植的方法、适应证、禁忌证、指南等，为患者的安全负责，切实保障患者利益。此外，每人都有独特的微生物"指纹"，随着粪便银行和粪菌库在许多国家的逐步建立，患者粪便样本和信息数据这种隐私问题亟待重视，要避免对患者或一类人群"贴标签"。

三、标准化治疗

目前粪菌移植疗效、持续时间、治疗频次、治疗用量、移植途径等问题还存在争议，缺乏足够循证医学数据支持，所以要进行多中心、大数据研究，制定临床实践指南，明确适应证及具体操作流程。在临床应用上，虽然粪菌移植本身是相对安全的治疗方案，但仍存在未知风险，需要严格供体筛查来保证安全性，对患者也要严格把握适应证与禁忌证。由于目前粪便来源存在不确定性，无法精确掌控所移植菌群的具体组成情况，做不到治疗的标准化。所以要积极建立粪便银行，并开发智能自动化分离粪便技术，为临床医师提供标准的粪菌，努力达到定性定量的针对性治疗。

四、粪菌库的建立

粪菌移植相关问题极其复杂，我们移植的是一个完整的肠道微生态环境，但对受体所需的菌群的组成和比例仍模糊。无论是供体还是受体，他们的粪菌都是独一无二的，很难达到最佳匹配。所以可以更加详细地筛查供体和受体，有针对性地合成菌群来定性定量地治疗某种疾病，并进行商业化标准化的生产。这种粪菌移植的商业化需要克服种种困难，如开发智能自动化菌群分离设备、制定详尽的筛选标准、提高实验室检测菌群技术、建立技术审批和监管、规范收费标准等，同时也要警惕其中带来的问题，如专利化和所有权、对患者的直接推广、滥用等。

随着粪菌移植的迅速发展，国外有些商业宣传网站在推广粪菌移植安全有效性的同时，鼓励患者在无法从医疗机构获得粪菌移植时可自行购买粪菌并在家中移植，这种绕过医务人员的干预无疑会带来巨大的安全隐患。所以粪菌移植还是要去专业正规有资质的医疗机构，由熟悉标准操作流程、受过专业技能培训的医务人员开展。目前由于粪菌移植近年来的应用越来越广，寻找供体、检测和准备粪菌等烦琐工作一直困扰着医师，所以粪便银行应运而生。美国马萨诸塞州首家粪便银行OpenBiome是专门为医院提供粪菌样本的非营利性组织，随后世界各地也相继建立粪便银行，如美国的AdvancingBio、英国的Taymount Clinic、荷兰的Netherlands Donor Feces Bank（NDFB）等，大大提高了效率及粪菌质量。在我国，南京医科大学第二附属医院和第四军医大学西京消化病医院及重庆、福建、广东5家大型三级甲等医院共同发起建立中华粪菌库（Fmt Bank）紧急救援计划，建立公益救急平台，为发展粪菌移植和治疗菌群失调相关性疾病做出了杰出贡献。

粪菌移植是一种经济安全的挽救治疗手段，以积极的方式改变医师及患者的治疗理念，但仍需更多的机制研究及循证医学证据。在研究热潮中，应保持对未知风险的警惕和对医学伦理、社会问题的探讨，首要考虑患者的最佳利益和安全，明确界定适应证，标准化菌群制备和操作规程，出台具体审批和监管措施，努力促进粪菌移植健康有序地发展。

（唐华臻）

参 考 文 献

张发明，2012. 粪菌移植的概念、历史、现状和未来. 中国内镜杂志，18（9）：930-934.

De Palma G，Lynch MDJ，Lu J，et al，2017. Transplantation of fecal microbiota from patients with irritable bowel syndrome alters gut function and behavior in recipient mice. Sci Transl Med，9（379）：eaaf6397.

Fujimoto K，Kimura Y，Allegretti J R，et al，2021. Functional restoration of bacteriomes and viromes by fecal microbiota transplantation. Gastroenterology，160（6）：2089-2102.

Kootte R S，Levin E，Salojärvi J，et al，2017. Improvement of insulin sensitivity after lean donor feces in metabolic syndrome is driven by baseline intestinal microbiota composition. Cell Metab，26（4）：611-619.

Paramsothy S，Nielsen S，Kamm M A，et al，2018. Specific bacteria and metabolites associated with response to fecal microbiota transplantation in patients with ulcerative colitis. Gastroenterology，156（5）：1440-1454.

Yan XF，Jin JJ，Su XH，et al，2020. Intestinal flora modulates blood pressure by regulating the synthesis of intestinal-derived corticosterone in high salt-induced hypertension. Circ Res，126（7）：839-853.

Zhang F，Luo W，Shi Y，et al，2012. Should We Standardize the 1，700-Year-Old Fecal Microbiota Transplantation? Am J Gastroenterol，107（11）：1755.

Zuo T，Wong S H，Cheung C P，et al，2018. Gut fungal dysbiosis correlates with reduced efficacy of fecal microbiota transplantation in *Clostridium difficile* infection. Nat commun，9（1）：3663.

第6章

粪菌移植供体选择与准备

粪菌移植（fecal microbiota transplantation，FMT）是将健康供体的粪便转移到因微生物组改变而患病的患者结肠中，目的是恢复正常的微生物群落从而治愈疾病。粪菌移植最有效和研究最充分的适应证是复发性艰难梭菌感染。根据《粪便微生物移植国际共识》建议，应建立符合食品药品监督管理局、符合国家流行病学和法规要求的粪菌移植库。由多学科组成团队，包括临床医师、胃肠病学家、内镜医师、心理医师、微生物学家、生物医学和药剂师，他们共同建立完善的粪菌移植治疗体系，为粪菌移植过程提供强大的专业后盾。

一、供体筛查

在粪菌移植过程中，供体的选择尤其关键。供体检测的主要目的是检查供体是否有可能传染给受体的传染病，以确保患者的最大安全性。为防止意外传播感染的风险，应根据既定方案对粪菌移植捐赠者进行筛查。粪菌移植前应严格问卷、访谈、血液检查和粪便检查等方式选择供体（表6-1～表6-3），以减少任何不良事件的发生。一步一步谨慎的粪便和受体准备以及根据个体临床情况充分选择移植方法是粪菌移植过程的关键点。问卷和访谈重点排查供体的病史和不良生活习惯，以确定风险因素，排除血液和粪便检测无法检测到的相关问题。询问菌群捐赠者的主要目的是确保捐赠者身体健康，捐赠过程对捐赠者来说是安全的，并且用以明确粪便可能传播的疾病的任何风险因素。对

表6-1　初步筛选中选择潜在捐助者的关键问题

传染病的已知病史或危险因素
- HIV、乙型或丙型肝炎病毒、梅毒、人类T淋巴细胞病毒 I 和 II 感染的病史
- 全身感染
- 使用非法药物
- 高危性行为
- 既往组织/器官移植
- 最近住院或从长期护理机构出院
- 高风险旅行/从事医疗旅游
- 近期（≤6个月）皮肤破损
- 近期（≤6个月）文身、穿孔、针灸
- 近期（≤2个月）肠道病原体感染
- 近期（≤2个月）急性胃肠炎伴或不伴确诊试验
- 生长激素、奶牛胰岛素或凝血因子浓缩物治疗历史
- 近期（≤2个月）减毒活病毒疫苗接种史（如果存在传播风险）

续表

可能与肠道微生物群紊乱相关的疾病

- 慢性胃肠道疾病的个人史，包括功能性胃肠道疾病、炎症性肠病、乳糜泻及其他慢性胃肠病
- 系统性自身免疫性疾病的个人病史
- 个人癌症病史，包括胃肠道癌症或息肉病综合征
- 近期胃肠道症状异常（如腹泻、便血等）
- 神经/神经退行性疾病的个人病史
- 精神病/神经发育障碍的个人病史
- 肥胖（体重指数＞30）和（或）代谢综合征/糖尿病
- 早发性结肠癌的一级家族史或早发性息肉病综合征的一级家族史

可以改变肠道微生物群的药物

- 近期（≤3个月）暴露于全身性抗菌药物、免疫抑制剂、化疗
- 每天使用质子泵抑制剂的慢性治疗（≥3个月）

于那些检测传染病病原体仪器不够灵敏的疾病和病症，以及对于那些检测无法识别的早期或窗口期感染，捐赠者面谈对于评估不确定的风险特别重要。当捐赠者咨询或调查与检测结果不一致时，应进行确认测试。此外，供者的心理准备也很重要。一般建议：适合粪菌移植的供体应在捐献前4周进行血液和粪便检测。如果供体的健康和特殊情况没有变化，可以在8周内重复提取粪便。

表6-2 捐献者血液和粪便检测

血液检测

- 甲型肝炎、乙型肝炎、丙型肝炎和戊型肝炎病毒
- HIV-1、HIV-2
- 梅毒螺旋体
- 线虫（粪类圆线虫）
- 全血细胞计数
- 肌酐
- 氨基转移酶、胆红素

大便检测

- 艰难梭菌
- 常见肠道病原体，包括沙门菌、志贺菌属、弯曲杆菌属、大肠杆菌、耶尔森菌和霍乱弧菌
- 耐抗生素细菌（ARB），包括耐万古霉素肠球菌、耐甲氧西林金黄色葡萄球菌，革兰氏阴性ARB包括超广谱产β-内酰胺酶肠杆菌科、耐碳青霉烯肠杆菌科和产碳青霉烯酶肠杆菌科
- 诺如病毒、轮状病毒、腺病毒
- 贾第鞭毛虫、隐孢子虫、等孢子虫和微孢子虫
- 原生动物、蠕虫和寄生虫（包括人胚囊虫和脆弱的体变形虫）
- 幽门螺杆菌粪便抗原（用于粪菌移植输送的上部途径）

表6-3 考虑可能应排除的供者标准

相对排除标准

- 重大胃肠道手术史（如胃绕道手术）
- 代谢综合征
- 全身性自身免疫，如多发性硬化、结缔组织病
- 特应性疾病，包括哮喘和湿疹、胃肠道嗜酸性粒细胞疾病
- 慢性疼痛综合征，例如慢性疲劳综合征、纤维肌痛
- 存在通过粪便传播给患者或可能的粪便接触者风险
- 致命的或危及生命的，可能导致身体功能的永久性损害或身体结构的永久性损害，或者可能需要医疗或外科干预以排除身体功能的永久性损害或身体结构的永久性损害

二、供体筛选特殊标准

尽管粪菌移植存在绝对或相对禁忌证，但考虑到患者疾病的严重程度同样至关重要。如果无法及时找到无风险的替代供体或潜在受体的状况相对不稳定以至于时间紧迫，那么供体和受体之间进行粪菌移植的相互匹配可能会优先于传播传染病风险的考虑。预测菌群移植死亡率的关键因素，执行粪菌移植的医师必须承担独立评估供体潜在风险的责任，如果认为风险高、不合理，则无须遵守受体-供体规则。

在某些情况下，不需要确定供体资格、供体筛选和检测（例如，受体的性亲密伙伴捐赠的生殖细胞或组织用于生殖用途）。从理论上讲，性亲密接触以前会共享体液并暴露于相关的传染病。为粪菌移植目的的亲密伴侣捐献粪便不会显著增加患者的风险。在这种情况下，执行粪菌移植的医师可能会考虑上述测试的简化版，以在没有足够时间等待测试结果的情况下，迅速进行粪菌移植（如严重/暴发性艰难梭菌感染）（表6-4）。

◇ 美国血库协会（American Association of Blood Banks，AABB）捐赠者问卷；

◇ 美国食品药品监督管理局（Food and Drug Administration，FDA）对人体细胞、组织以及细胞和组织产品（HCT/Ps）的捐赠者进行相关传染病的筛查和检测使用指南。

https：//www.fda.gov/

表6-4 紧急供体筛选指标

能够或确实影响肠道微生物群组成的因素

- 前3个月内使用过抗生素
- 主要免疫抑制药物，如钙调磷酸酶抑制剂、外源性糖皮质激素、生物制剂等
- 全身抗肿瘤药

其他特定于供者的注意事项

- 最近摄入了潜在的过敏原（如坚果），其中接受者对移植相关药物有已知的过敏反应

三、供体选择

粪便捐赠者要么是近亲（如家庭成员），要么是无关的个人。目前，很少有数据表明除了基于病史和实验室检测的特定排除标准之外的任何因素证明特定供体是最佳的。但是，可能存在某些优点和缺点，可以加以考虑。供体是患者的亲属或配偶，一方面，病史采集方便、可信度高，能适当简化供体部分实验室检测项目，降低治疗的经济成本；另一方面，由于受体和供体有共同生活的环境或基因，公共梯队的粪便菌群与受体更为接近，因此更具有亲和力，移植排斥反应更少。一般优先考虑年龄小于60岁的人，但若为与受体亲密接触的健康伴侣，可放宽年龄限制。亲密接触者（如配偶或其他重要的人）尤其母系一级亲属可能具有与受者共享肠道菌群中最多微生物种类的理论优势，同时，相同的黏膜免疫系统中的适应性免疫元件（如抗原特异性抗体）可能更能耐受来自这些供体的微生物群，可将传播传染性病原体的风险和移植排斥风险降至最低。尽管亲密接触更有可能成为艰难梭菌携带者，但经验表明，艰难梭菌亲密接触者之间的移植并不一定会对手术的成功产生不利影响。同样，可以推测作为供体男性可能优于女性，因为女性可能拥有更容易导致IBS的微生物群。使用无关的、健康的、但经过严格筛选的捐赠者的供体也有一定的优势，供体来自一个集中的粪便库，这种大型捐助者来源的可用性可以促进粪菌移植的执行。此外，由于最近有理论认为肠道微生物群可能参与许多全身性疾病的发病机制，因此健康的、无关患者来源的供体可能更具有优势，尤其是对年轻患者而言。

四、供体准备

供体在捐献菌群当天，应再次核查相关检查，以确保所收集供体菌群的安全性和有效性。供体手术前做相应的肠道准备，并在术后严密观察患者的身体状况，及时处理，以免对供体造成不良危害。确定粪菌移植定期随访的周期和时间长度以监测临床疗效和长期不良事件同样也是重要的项目（表6-5，表6-6）。

表6-5 在捐赠当天处理的问题，以检查是否有任何近期发生的有害事件

捐赠当天筛查

- 新的体征和（或）症状（如腹泻、恶心、呕吐、腹痛、黄疸）
- 新的感染体征和（或）症状（如发热或淋巴结肿大）
- 自上次筛选后使用可能损害肠道微生物群的抗菌剂或其他药物
- 自上次筛查以来与新伴侣有无保护的性接触
- 自上次筛查以来流行病高风险地区或热带地区旅行史或直接接触人类血液

表6-6 供体手术前准备

供体准备

- 在手术前一晚使用温和的渗透性泻药
- 在手术前5天内避免接受者可能过敏的任何食物
- 如果在筛选和捐赠之间出现任何感染症状（发热、腹泻、呕吐），请通知医师，或终止捐献

五、粪菌移植的安全性

粪菌移植可以改善临床症状，减少大便次数，增加大便稠度，同时显示出极好的安全性，其不良事件与粪菌移植递送路径、患者基础疾病等状况有关。

（一）短期不良事件

短期不良事件较少且轻微，多为恶心、呕吐、腹泻、腹痛、腹胀、嗳气、便秘、发热等，一般为自限性，偶尔会发生革兰氏阴性菌血症、肠穿孔、麻醉意外。通过上消化道路径输注粪菌移植可能有反流、呕吐和吸入的风险，严重者可引起吸入性肺炎，可以通过下消化道路径或口服胶囊来降低呕吐和误吸的风险。

（二）长期不良事件

目前粪菌移植治疗CDI患者的常规随访时间是8周以上，少数研究可以到2年以上。Saha等随访447例复发性CDI患者至粪菌移植后3.7年（2～6.8年），发现其中有73例患者报告了疾病，包括代谢性疾病、胃肠道疾病、严重感染、体重增加、心血管病、糖尿病、血脂异常、甲状腺疾病等，但是由于距离粪菌移植的时间长，作者认为大多数和粪菌移植没有关系，证明了粪菌移植的长期安全性，但仍然需要开展前瞻性的对照研究来进一步探索（表6-7）。

表6-7　供体术后需观察指标

- 新出现的胃肠道症状和体征。例如，腹泻、恶心、呕吐、腹痛、黄疸
- 新出现的疾病或一般发热症状、喉咙疼痛、淋巴结肿大
- 近期是否有使用抗生素或其他可能影响肠道微生物群的药物，新性伴侣或出国旅行
- 最近是否摄入可能对受体有害的物质
- 是否有热带地区旅行史。是否接触过血液（伤口、针刺、文身）或高风险性行为
- 家庭成员中（包括儿童）4周内是否有腹泻（大便松散或水样便超过3次/天）

（王玉莹）

参 考 文 献

Bakken JS，Borody T，Brandt LJ，et al，2011．Treating *Clostridium difficile* infection with fecal microbiota transplantation．Clin Gastroenterol Hepatol，9（12）：1044-1049．

Bibbò S，Ianiro G，Gasbarrini A，et al，2017．Fecal microbiota transplantation：past，present and future perspectives．Minerva Gastroenterol Dietol，63（4）：420-430．

Cammarota G，Ianiro G，Tilg H，et al，2017．European consensus conference on faecal microbiota transplantation in clinical practice．Gut，66（4）：569-580．

Kelly CR，Khoruts A，Staley C，et al，2016．Effect of fecal microbiota transplantation on recurrence in multiply recurrent *Clostridium difficile* infection: a randomized trial. Ann Intern Med, 165（9）: 609-616.

Liu H, Wang HH, 2020. Impact of microbiota transplant on resistome of gut microbiota in gnotobiotic piglets and human subjects. Front Microbiol, 11: 932.

Megerlin F, Fouassier E, 2014. Faecal microbiota transplantation in France: what applicable law? Ann Pharm Fr, 72（5）: 363-374.

Paramsothy S, Kamm MA, Kaakoush NO, et al, 2017. Multidonor intensive faecal microbiota transplantation for active ulcerative colitis: a randomised placebo-controlled trial. Lancet, 389（10075）: 1218-1228.

Terveer EM, Vendrik KE, Ooijevaar RE, et al, 2020. Faecal microbiota transplantation for *Clostridioides difficile* infection: four years' experience of the Netherlands Donor Feces Bank. United European Gastroenterol J, 8（10）: 1236-1247.

第7章

粪便菌群的分离制备

从供体的粪便中制备肠菌是粪菌移植的重要环节，分离制备技术、分离时间等因素决定了肠菌的活性和质量，进而关系到患者的疗效。

第一节 分离制备技术

肠道菌群分离制备是指将供体排出的粪便经过处理，去除其中的食物残渣、有害物质和其他杂质，保留、纯化粪便中的肠道菌群，并保持肠道菌群的组成和丰度。

一、分离制备的基本流程

肠菌制备的基本流程如图7-1所示，首选是采集粪便，根据粪便的重量加入一定比例的缓冲液，然后搅拌混匀，经过多层过滤后获得肠菌悬液。对于需要冻存的菌液，则离心后将肠菌沉淀悬浮于含有冷冻保护剂的液体中，低温冻存。

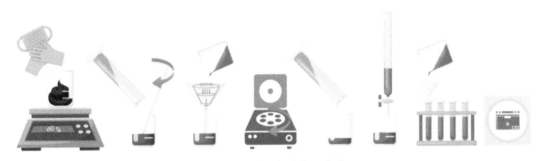

图7-1　肠菌制备的主要步骤

二、分离制备的技术要点

（一）粪便采集和运输

用于制备的粪便应该新鲜，采集的容器是干净的一次性采样器，粪便排出后应该尽快送到实验室。虽然有专家共识认为粪便采集后可以保存于室温（20～30℃），但是更多的报道建议自排出后30分钟内开始制备的粪便可室温运输，预计时间间隔超过30分钟则需要迅速4℃冷藏保存和运输。

用于肠菌制备的粪便的量不能太少，多数专家共识建议一次用于制备的粪便量需要大于50g，重量的上限没有具体规定，但是需要综合考虑实验室的制备能力、制备时间和制备难度来确定。尽管50g粪便量已基本成为共识，但是低至30g粪便的粪菌移植也有较好的疗效。

（二）加稀释液稀释

采集获得的粪便需要加入液体稀释后才能混匀，进入下一步制备环节。用于稀释粪便的液体，目前国内外以无菌生理盐水为主（0.9%的NaCl），但是也有用水、牛奶稀释粪便的报道。使用不同种类液体稀释粪便对肠菌制备和移植的具体影响和差异目前尚未见到报道。

用于稀释粪便的液体量目前尚未统一认识，跟粪便的稠度有关。不同实验室设置的比例为1:（3～10），即每克粪便中加入3～10ml液体，多数研究和专家共识建议为1:5，具体的比例设置需要根据实验室的制备流程来确定，原则是制备的肠菌量大、活性高。

（三）搅拌过滤

加入稀释液后的粪便需要混匀后过滤以去除食物残渣等杂质，混匀一般采用搅拌的方式，有手工搅拌和机器自动化搅拌两种方式。自动化搅拌由于可以标准化流程、采用密闭的搅拌系统、方便操作而受到多个专家共识的推荐。

过滤是肠菌制备的重要环节，用于过滤的材料可以是多层纱布、不锈钢筛子、一次性过滤器等，随着自动化分级过滤的日益推广，实验室应用一次性过滤器逐渐增加。分级过滤的目的是更好地去除杂质，获得高质量的菌液。不同实验室分级过滤的筛子孔径不同，包括2.0mm—1.0mm—0.5mm—0.25mm、1.5mm—0.6mm—0.3mm—0.15mm等，由于在自动化搅拌的基础上自动化分级过滤后的菌液移植给患者后副作用发生率低于手工方法，因此其应用正在增加。

（四）分装洗涤

粪便搅拌过滤后的滤液，可以在实验室分装后运输到病房，然后直接移植给患者。但是，通过离心洗涤的过程，可以去除滤液中的细菌碎片、可溶性分子和蛋白质，减少白三烯B$_4$、皮质酮、前列腺素G$_2$等物质，从而降低移植后的不良事件发生率。洗涤的次数可为1～3次，专家共识则建议洗涤3次。洗涤后离心温度为4℃，离心转速在不同的实验室间有差异，包括700g离心3分钟、3000g离心20分钟、6000g离心15分钟、5000g离心15分钟等，需要实验室根据允许的制备时间、离心对肠菌质量的影响来综合确定。

（五）厌氧制备

肠道菌群中占绝大多数的是厌氧菌，离开人体后遇到氧气会死亡，因此部分研究和专家共识建议尽量在厌氧环境中保存和处理肠菌，但是研究显示在正常空气或有氧条件下制备的肠菌的临床有效性和厌氧制备的肠菌类似，肠菌制备不一定需要厌氧环境，通过在密闭系统中自动化处理粪便以减少氧气影响是有效的选择。

三、分离制备的肠菌形态

通过分离制备获得的肠菌悬液，除了直接移植给患者外，还可以进一步加工成冻存菌液或者胶囊。

（一）新鲜菌液

新鲜菌液是指制备后获得的肠菌，不经过冷冻，直接运输到病房移植给患者。

（二）冻存菌液

冻存菌液是指在新鲜菌液中加入冷冻保护剂，混匀后低温保存，保存设备可以是-20℃冰箱、-80℃超低温冰箱或者液氮，以-80℃超低温冰箱为主流设备，最佳的冻存温度则需要进一步研究确定。多数研究使用的冷冻保护剂是10%终浓度的甘油，但是也有采用12.5%∶40%终浓度的甘油和麦芽糊精-海藻糖混合物的报道，甚至不加冷冻保护剂也能短期保存。

（三）胶囊

肠菌胶囊是指将制备后的菌液浓缩后装入胶囊内冻存。由于其使用方便，在部分疾病中显示出了较好疗效而得到临床重视，但是肠菌胶囊的制备流程目前尚无标准化的方法。

四、分离制备的注意事项

肠菌制备是一个多步骤的过程，每一个步骤都会影响粪菌移植的临床疗效，需要注意以下事项。

1.整个制备过程需要有无菌意识，在专用房间内制备，制备人员佩戴工作帽、工作服、口罩、手套等防护用品，制备的环境具有良好的通风换气，满足生物安全2级实验室标准。

2.制备用的试剂耗材应该做好灭菌处理。

3.粪便保存和制备流程要尽量简单。

4.制备后的肠菌避免反复冻融。

5.虽然已经有很多文献和专家共识对肠菌分离制备的方法提出了建议，但是目前尚未形成一个全球通用的标准化的流程。无论是供体、制备人员还是实验室环境和条件，各实验室都不尽相同，因此需要实验室建立自己的方法和流程并通过性能确认来评估其可行性和有效性。

第二节　分离制备和保存的时间

肠道菌群离开人体后其组成和丰度会发生变化，在环境中氧气的作用下厌氧菌会死亡，而需氧菌在适宜条件下会生长，从而改变原有各菌属的比例，降低移植后的疗效，因此全球对肠菌离开人体后分离制备的时间都有一定要求，以保证用于移植的肠菌的数量和活力。

　　1.粪便在4℃下存储8小时不会显著影响细菌的存活，因此新鲜菌液应该在供者排便后6小时内制备完成并注入患者体内，而用于冻存的菌液则要求从排便到制备完成后冷冻储存的时间不超过6小时。

　　2.随着自动化分离设备的应用，分离制备肠菌的时间正在缩短，Chehri等和Rode等建议在粪便采集后2小时内开始制备，而Zhang等则将分离制备时间减少到1小时。分离制备时间的缩短可以提升肠菌的活力，但是Allegretti等的研究显示制备时间对复发性艰难梭菌感染的临床疗效影响并不显著（图7-2）。

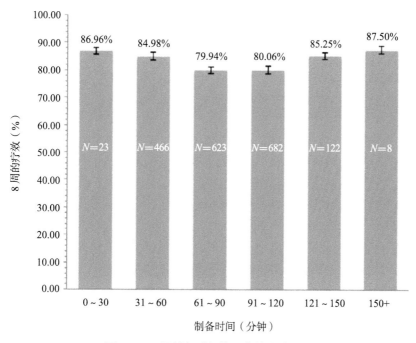

图7-2　不同制备时间的肠菌的临床疗效

　　3.分离制备后的冻存菌液有一定的存储时限，不同的研究建议的最长存储时限不同：不加冷冻保护剂的菌液直接冻存于-80℃的最长时间是2个月，加10%甘油的菌液则在-80℃可以保存至少6个月，更多专家共识和研究则建议含冷冻保护剂的菌液在-80℃可保存10个月以上，最长可达1～2年以上。对于条件有限的实验室，则可以在-20℃储存不少过6个月。

第三节　粪菌银行

　　粪菌银行是指将供体的肠道菌群分离制备后，保存在超低温冰箱或者液氮环境中，在需要时取出用于移植，已逐渐在美国、荷兰、中国等世界各地推广应用。

一、粪菌银行的基础条件

（一）制度规范

粪菌银行作为服务临床患者的单位，除了实验室的管理制度和操作规范外，还应该符合当地政府的法律法规和制度规范。在中国建立粪菌银行必须遵守《中华人民共和国生物安全法》《中华人民共和国人类遗传资源管理条例》等法规，同时作为肠菌保存单位应该符合2021年10月1日开始实施的《人类生物样本库管理规范》（GB/T 39766—2021）国家标准。

（二）硬件设备

粪菌银行的主要功能是储存从健康供者粪便中制备获得的肠菌，常规存储设备是-80℃超低温冰箱，冰箱及其存放环境的温度应该做到实时监控。

二、粪菌银行的益处

粪菌银行是专业性的供体筛选、肠菌制备和储存单位，具有多方面的优势和益处。

1.粪菌银行保存的是冷冻菌液，由于冷冻菌液不会马上用于患者，在保存期间可通过了解供体的健康状况变化及时发现潜在隐患，保证了菌液的安全性。

2.粪菌银行可根据患者需要随时提供肠菌，避免医疗机构紧急情况下需采取的粪菌移植而降低供体筛选标准。

3.粪菌银行储存有大量的供体菌，患者在移植时可以有一定的选择性，尽量匹配合适的菌液。

4.粪菌银行的经验积累有助于完善供体筛选、肠菌制备和保存的标准化流程，提高肠菌的质量。

三、粪菌银行的运转

粪菌银行的运转包括供体筛选和维护、粪便采集和运输、肠菌制备和冻存、患者移植前肠菌准备等环节，以供体为纽带、以服务患者为目的。

（一）粪菌银行的文件内容

粪菌银行的正常运转需要有一列列的文件，包括标准操作规程（SOP）、指南、操作手册、报告表格、出入库记录等，并应不断完善更新。对于文件内容的任何修改应该获得负责人的准备，确定的文件内容应该严格遵照执行。

（二）粪菌银行的文件存储

粪菌银行的文件存储可以采用纸质文档，但是首选可审计、可追溯和可检索的安全电子系统。所有的数据应该存储至少10年，有的专家共识则建议保存30年。

（三）粪菌银行的样本保存

粪菌银行的样本包括菌液、用于溯源的供者粪便，对于已出库的菌液也应该保存小份样本用于患者出现不良事件时的溯源，保存的样本应该做好标记和记录。菌液样本的保存时间按照冻存菌液的标准执行，溯源样本的保存时间建议 2 ～ 10 年甚至更长。

（四）粪菌银行的样本分发

粪菌银行可以设立专门的科学委员会指导专人负责评估和批准医疗机构的肠菌使用请求，并协助医疗机构分析粪菌移植的适应证和疗效。

四、结语

肠道菌群的分离制备、粪菌银行的建立和维护目前已有较多的国内外文献和专家共识，各实验室可以根据自己的实际条件来参考执行。但是由于粪便来源、制备流程、操作人员等不尽相同，且很多实验参数并没有统一的标准，因此实验室应该建立自己的方法学并通过实验性能确认来保证肠菌的数量和质量，在此基础上进一步评估其临床疗效。另外，目前关于肠菌制备的文献和专家共识主要是针对以艰难梭菌感染为主的肠道疾病的粪菌移植治疗，这些数据和结论对于肠道外疾病，如肿瘤、自闭症、糖尿病等的粪菌移植不一定是最适合的，还需要更多的研究、更加详细全面的方法学来进一步验证。

（沈宏辉　梁俊容　罗　薇）

参 考 文 献

Allegretti JR，Elliott RJ，Ladha A，et al，2020. Stool processing speed and storage duration do not impact the clinical effectiveness of fecal microbiota transplantation. Gut Microbes，11（6）：1806-1808.

Burz SD，Abraham AL，Fonseca F，et al，2019. A guide for ex vivo handling and storage of stool samples intended for fecal microbiota transplantation. Sci Rep，9（1）：8897.

Cammarota G，Ianiro G，Kelly CR，et al，2019. International consensus conference on stool banking for faecal microbiota transplantation in clinical practice. Gut，68（12）：2111-2121.

Cammarota G，Ianiro G，Tilg H，et al，2017. European consensus conference on faecal microbiota transplantation in clinical practice. Gut，66（4）：569-580.

Chehri M，Christensen AH，Halkjær SI，et al，2018. Case series of successful treatment with fecal microbiota transplant（FMT）oral capsules mixed from multiple donors even in patients previously treated with FMT enemas for recurrent *Clostridium difficile* infection. Medicine（Baltimore），97（31）：e11706.

Costello SP，Bryant RV，2019. Faecal microbiota transplantation in Australia：bogged down in regulatory uncertainty. Intern Med J，49（2）：148-151.

Davidovics ZH，Michail S，Nicholson MR，et al，2019. Fecal microbiota transplantation for recurrent *Clostridium difficile* infection and other conditions in children：a joint position paper from the North American Society for Pediatric Gastroenterology，Hepatology，and Nutrition and the European Society for Pediatric Gastroenterology，Hepatology，and Nutrition. J Pediatr Gastroenterol Nutr，68（1）：130-

143.

Ding C，Fan WT，Gu LL，et al，2018. Outcomes and prognostic factors of fecal microbiota transplantation in patients with slow transit constipation：results from a prospective study with long-term follow-up. Gastroenterol Rep（Oxf），6（2）：101-107.

Gilca-Blanariu GE，Stefanescu G，Girleanu I，et al，2021. Romanian national guideline on translating fecal microbiota transplantation applications related to *Clostridioides difficile* infections into the local clinical practice. J Gastrointestin Liver Dis，30（1）：147-163.

Gu LL，Ding C，Tian HL，et al，2017. Serial frozen fecal microbiota transplantation in the treatment of chronic intestinal pseudo-obstruction：a preliminary study. J Neurogastroenterol Motil，23（2）：289-297.

Halkjær SI，Christensen AH，Lo BZS，et al，2018. Faecal microbiota transplantation alters gut microbiota in patients with irritable bowel syndrome：results from a randomised，double-blind placebo-controlled study. Gut，67（12）：2107-2115.

Keller JJ，Ooijevaar RE，Hvas CL，et al，2021. A standardised model for stool banking for faecal microbiota transplantation：a consensus report from a multidisciplinary UEG working group. United European Gastroenterol J，9（2）：229-247.

Kragsnaes MS，Nilsson AC，Kjeldsen J，et al，2020. How do I establish a stool bank for fecal microbiota transplantation within the blood-and tissue transplant service?Transfusion，60（6）：1135-1141.

Lee CH，Steiner T，Petrof EO，et al. 2016. Frozen vs fresh fecal microbiota transplantation and clinical resolution of diarrhea in patients with recurrent *Clostridium difficile* infection：a randomized clinical trial. JAMA，315（2）：142-149.

Mullish BH，Quraishi MN，Segal JP，et al，2018. The use of faecal microbiota transplant as treatment for recurrent or refractory *Clostridium difficile* infection and other potential indications：joint British Society of Gastroenterology（BSG）and Healthcare Infection Society（HIS）guidelines. Gut，67（11）：1920-1941.

Ng SC，Kamm MA，Yeoh YK，et al，2020. Scientific frontiers in faecal microbiota transplantation：joint document of Asia-Pacific Association of Gastroenterology（APAGE）and Asia-Pacific Society for Digestive Endoscopy（APSDE）. Gut，69（1）：83-91.

Nicco C，Paule A，Konturek P，et al，2020. From donor to patient：collection，preparation and cryopreservation of fecal samples for fecal microbiota transplantation. Diseases，8（2）：9.

Perez E，Lee CH，Petrof EO，2016. A practical method for preparation of fecal microbiota transplantation. Methods Mol Biol，1476：259-267.

Reygner J，Charrueau C，Delannoy J，et al，2020. Freeze-dried fecal samples are biologically active after long-lasting storage and suited to fecal microbiota transplantation in a preclinical murine model of *Clostridioides difficile* infection. Gut Microbes，11（5）：1405-1422.

Rode AA，Bytzer P，Pedersen OB，et al，2019. Establishing a donor stool bank for faecal microbiota transplantation：methods and feasibility. Eur J Clin Microbiol Infect Dis，38（10）：1837-1847.

Saha S，Khanna S，2021. Stool banking for fecal microbiota transplantation：ready for prime time? Hepatobiliary Surg Nutr，10（1）：110-112.

Satokari R，Pietilä L，Mattila E，et al，2020. Faecal banking at−20 ℃ facilitates faecal microbiota transplantation for recurrent *Clostridioides difficile* infection in clinical practice. Infect Dis（Lond），52（9）：662-665.

Shi Q，2020. Nanjing consensus on methodology of washed microbiota transplantation. Chin Med

J（Engl），133（19）：2330-2332.

Terveer EM，Vendrik KE，Ooijevaar RE，et al，2020. Faecal microbiota transplantation for *Clostridi-oides difficile* infection：four years' experience of the Netherlands Donor Feces Bank. United European Gastroenterol J，8（10）：1236-1247.

Zhang FM，Zhang T，Zhu HM，et al，2019. Evolution of fecal microbiota transplantation in methodolo-gy and ethical issues. Curr Opin Pharmacol，49：11-16.

Zhang T，Lu GC，Zhao Z，et al，2020. Washed microbiota transplantation vs. manual fecal microbiota transplantation：clinical findings，animal studies and in vitro screening. Protein Cell，11（4）：251-266.

第8章

粪菌移植受体准备与植入

一、适应证

最初的粪菌移植（FMT）用于治疗没有替代疗法的严重艰难梭菌结肠炎患者。然而，几乎所有危重患者都可以被假定为有一定程度的生态失调，加剧这种现象的因素包括肠内或肠外抗生素、肠内或肠外营养补充剂、同时使用血管升压药和由此导致的胃肠道血流量调节异常，以及使用调节胃肠蠕动的药物（如甲氧氯普胺、红霉素、多潘立酮、洛哌丁胺）。因此，基于目前临床有效证据，未来粪菌移植将更多地应用于重病患者（如多系统器官衰竭的危重患者，对全身治疗无反应的广泛转移性癌症患者）。

升级FMT治疗方案由三部分组成：步骤1是指单次FMT；步骤2是指多次FMT（≥2）；步骤3是指步骤1或步骤2失败后FMT联合常规药物（如类固醇、环孢素、抗TNF-α抗体、全肠内营养）。在第3步使用药物是因为重建的肠道微生物群可能会改变宿主的免疫状态及肠道屏障对常规药物的敏感性。这种升级FMT策略适用于难治性炎症性肠病（IBD）、免疫相关疾病、严重或复杂的艰难梭菌感染（CDI），尤其是当患者对常规药物没有反应时。

二、禁忌证

许多患者在进行FMT之前应考虑到严重的合并症，然而，这些情况导致移植受体被排除在外的情况极为罕见。其中以下患者可能会有不良事件发生风险增加：①使用主要免疫抑制剂的患者，包括高剂量皮质类固醇、钙调神经磷酸酶抑制剂、mTOR抑制剂、淋巴细胞耗竭生物制剂、抗TNF药物等，以及使用化疗抗肿瘤药物者；②患有失代偿性肝硬化、晚期获得性免疫缺陷综合征、近期骨髓移植或其他严重免疫缺陷的患者。

三、粪菌移植过程

（一）粪便微生物群移植前的受体管理

移植前接受一次医学访谈，以描述其临床病史。为以下变量进行评估：查尔森合并症指数（Charlson comorbidity index，CCI）、用药史、过敏史、疾病症状及持续时间、每天排便次数，根据布里斯托粪便性状评估表（Bristol Stool Form Scale，BSFS）评估粪便初始状态。Charlson合并症指数评估表是一种通过对合并症进行分类或加权来预测死亡率的方法，已被卫生研究人员广泛用于衡量疾病负担和病例组合。BSFS是一种7

分制的量表，广泛用于临床实践和大便测量研究（表8-1，表8-2）。

表8-1 Charlson合并症指数评估表

多变的	危险概率（%）	更新权重值（分值）	查尔森权重值（分值）
男性	1.28		
年龄≥65岁	4.40		
查尔森合并症[a]			
心肌梗死	0.99*	0	1
充血性心力衰竭	1.91	2	1
周边血管疾病	1.10*	0	1
脑血管疾病	1.10*	0	1
痴呆	2.39	2	1
慢性肺病	1.28	1	1
风湿病	1.30	1	1
消化性溃疡	1.08*	0	1
轻度肝病	1.94	2	1
没有慢性并发症的糖尿病	1.12*	0	1
糖尿病合并慢性并发症	1.22	1	2
偏瘫或截瘫	2.26	2	2
肾病	1.43	1	2
任何恶性肿瘤，包括白血病和淋巴瘤	2.28	2	2
中度或重度肝病	3.83	4	3
转移性实体瘤	6.01	6	6
艾滋病/艾滋病病毒	3.69	4	6
最高合并症评分		24	29

　a.合并症是相互排斥的，如有慢性并发症的糖尿病和没有慢性并发症的糖尿病、轻度肝病和中度或重度肝病、任何恶性肿瘤和转移性实体瘤

表8-2 BSFS量表–布里斯托大便分类法

			便秘
1.坚果状便便		硬邦邦的小块状，像兔子的便便	↑
2.干硬状便便		质地较硬，多个小块黏着在一起，呈香肠状	
3.有褶皱的便便		表面布满裂痕，呈香肠状	
4.香蕉状便便		质地较软，表面光滑，呈香肠状	
5.软便便		质地柔软的半固体，小块的边缘呈不平滑状	正常
6.略有形状的便便		无固定外形的粥状	
7.水状的便便		水状，完全是不含固态物的液体	↓ 腹泻

（二）受者移植准备

1.与患者或家属充分沟通，签署知情同意书。

2.受者移植前抗生素辅助治疗：予万古霉素125mg 4次/天或甲硝唑500mg 3次/天口服，进行3～7天的预治疗。

3.为了尽量减少抗生素对移植的菌液的影响，需要在应用最后一剂抗生素后间隔一段时间才开展FMT治疗，这段时间一般为24小时，但是也有专家共识认为可以是12～48小时。

4.为充分清理肠道中艰难梭菌等有害菌，并去除残留的抗生素，行结肠镜操作患者在FMT前1天需要灌肠，灌肠剂优先选择聚乙二醇制剂。

5.选择鼻胃/鼻肠管途径移植的患者，移植前2天给予质子泵抑制剂调整胃肠道pH，如奥美拉唑20mg。由于上消化道路径移植有反流和误吸的风险，因此可在FMT前应用促进胃肠动力的药物。

6.FMT后几天内禁用抗生素，以免影响治疗效果。

（三）粪便准备

建议在现场收集粪便到特定的一次性容器中，如果无法做到这一点，应将收集的粪便冷却至4℃（最好在6小时内）带到粪便库，在那里识别、称重、评估异常（如黑粪、便血）、登记和由转介人员处理。粪便库必须具有采用SOP的设施（至少生物安全级别为2），根据国家或国际法规和要求安全处理人体样本。FMT成功的关键实验室准备工作可分为粗过滤（rough filtration，RF）、过滤加离心（filtration plus centrifugation，FPC）、微滤加离心（microfiltration plus centrifugation，MPC）。粪便准备需注意：

1.尽管从业者对稀释剂的选择可能有所不同，但首选使用不含防腐剂的生理盐水或使用4%的牛奶稀释粪便样本。

2.为获得最佳效果，应使用传统的搅拌机（专用）。粪便应均质，必要时添加更多稀释剂，直至达到液体浆液稠度。

3.应过滤粪便以去除尽可能多的颗粒物。这可以使用多种方法来完成（如纱布垫、尿石过滤器）。

4.完成的粪便浆应立即使用。

5.理想的FMT移植量尚未确定。但是，一般使用较小体积（25～50ml）从上消化道输送；较大体积（250～500ml）从下消化道输送。

6.若制备冷冻粪便悬浮液保存（表8-3），则需在使用前行粪便复苏：在移植当天，从-80℃冰箱中取出250～300ml的粪便悬浮液并解冻。将等分试样在室温融化。粪便悬浮液室温下应在6小时内使用，在冷藏条件下最多可使用8小时。如果不使用样本，则无法再次冷冻（若为胶囊冻干粉可常温保存，常温使用）。

表8-3 制备冷冻粪便悬浮液

制备冷冻粪便悬浮液的一般步骤

- 每个样本至少应使用25g粪便用于下消化道递送，12.5g粪便用于上消化道递送
- 在冷冻之前，最好添加冷冻保护剂（如甘油）至终浓度为10%
- 最终产品必须放入特殊的无菌容器中，贴上标签、注册并在-80℃下储存
- 粪便输注当天，粪便悬浮液应在温水（37℃）或室温下解冻，并在解冻后6小时内输注

（四）给药途径

FMT根据输注的位置分为3种途径：上消化道、中消化道、下消化道途径。上消化道途径主要有口服、鼻胃管、胃镜孔道、胃造瘘口移植；中消化道途径指经鼻肠管移植和经内镜肠道植管术（transendoscopic enteral tubing，TET），可实现全肠道给药；下消化道途径包括灌肠、结肠镜、结肠造瘘口及结肠TET（图8-1）。

途径的选择应根据患者自身情况而定，包括经济条件、接受程度、病变部位等。临床医师对受试者进行系统评估，对于全身性疾病患者，可以首先考虑使用胶囊给药技术，然后通过鼻肠管顺行给少量粪便内容物。对于有误吸风险的患者，通过灌肠或结肠镜检查的逆行方法可能优于任何顺行方法，灌肠成本低且安全，但可能很难保留供体微生物群。在细菌代谢物或粪便滤液的给药已证明有效的情况下，输注方式的选择可避免活细菌造成的细菌负载风险。有研究表明，在溃疡性结肠炎治疗中结肠镜移植途径最佳，需多次行FMT治疗者，鼻空肠管、中消化道TET及结肠TET表现出明显优势，目前尚无明确证据支持某种移植途径最合适。

FMT使用灌肠或结肠镜检查将粪便滴入结肠时，以50～500g粪便稀释于30～1500ml生理盐水或无菌水中，将100～700ml粪便悬浮液（供体粪便与无菌水或生理盐水混合）直接输送到近端结肠，给药中位数为250ml（21～400ml），根据症状改善情况移植一次或多次。结肠镜治疗虽然有效，但使危重患者，尤其是老年患者可能面临结肠穿孔的风险。为了增加给药便利性，目前开发出将较小的体积浓缩细菌悬浮液

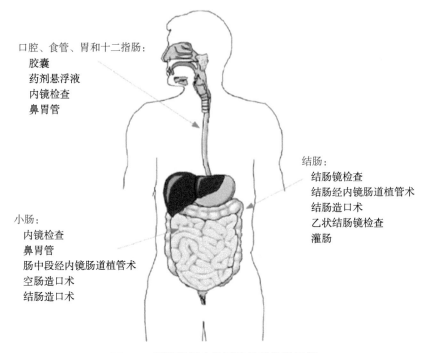

口腔、食管、胃和十二指肠：
胶囊
药剂悬浮液
内镜检查
鼻胃管

结肠：
结肠镜检查
结肠经内镜肠道植管术
结肠造口术
乙状结肠镜检查
灌肠

小肠：
内镜检查
鼻胃管
肠中段经内镜肠道植管术
空肠造口术
结肠造口术

图8-1　胃肠道微生物群移植的传递途径

经由胃镜或鼻胃管或鼻空肠管给药。此外，胶囊制剂完全避免了肠道通路的需要，因为患者能够口服摄取它们，同时保持了供体微生物群落的完整性。表8-4展示了不同FMT方式及其成功率，根据疾病类型及病变程度选择合适的FMT方式，有助于提高成功率，减少感染风险。

表8-4　粪菌移植给药方法及其成功率

方法	成功率（%）
路线	
结肠镜检查、灌肠	86
FMT传递至盲肠	63
FMT传递至直肠	90
上消化道内镜、鼻肠管	74
FMT次数	
第一次	62
第二次	83
新配方	
无菌粪便滤液	83～100
冻干粉	85～88

四、FMT操作注意事项

为避免操作流程失误导致的并发症（如误吸、肺炎等），可施行以下操作：

1. FMT前禁食至少4小时，并在FMT前1小时内使用甲氧氯普胺（胃复安）10mg增加胃肠动力。

2. 不适用于麻醉后内镜检查或患者病情危重时，应插入鼻空肠管。

3. 在患者病情允许且有插管的情况下，嘱患者保持坐位进行中肠输送。

4. 麻醉下内镜检查时使患者保持反向Trendelenburg卧位（图8-2）和倾斜体位（>30°），避免水平体位。

5. 确保患者的心理健康，通过患者知情同意对FMT进行详细解释，并在手术过程中对麻醉过程进行监测护理，建议患者在手术过程中不要目睹输液。

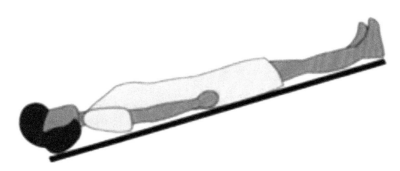

图8-2 Trendelenburg卧位

粪菌移植后的监测：

移植后，应定期监测受者，以评估短期和长期内的有效性和可能发生的不良事件。在第1周，评估治疗手段不良事件的发生和肠道不适状况。在第8周、第3个月、第6个月及随后每年进行一次随访。并在移植后第7天和第21天收集受者粪便，与实验室保留的一部分粪菌移植制品比较评估。

（饶本强 王玉莹）

参 考 文 献

Arvizo C，Mehta ST，Yunker A，2018. Adverse events related to Trendelenburg position during laparoscopic surgery：recommendations and review of the literature. Curr Opin Obstet Gyn，30（4）：272-278.

Bhutiani N，Schucht JE，Miller KR，et al，2018. Technical aspects of Fecal Microbial Transplantation（FMT）. Curr Gastroenterol Rep，20（7）：30.

Bibbò S，Ianiro G，Gasbarrini A，et al，2017. Fecal microbiota transplantation：past，present and future perspectives. Minerva Gastroenterol Dietol，63（4）：420-430.

Blake MR，Raker JM，Whelan K，2016. Validity and reliability of the Bristol Stool Form Scale in healthy adults and patients with diarrhoea-predominant irritable bowel syndrome. Aliment Pharmacol Ther，

44（7）：693-703.

Cammarota G，Ianiro G，Kelly CR，et al，2019. International consensus conference on stool banking for faecal microbiota transplantation in clinical practice. Gut，68（12）：2111-2121.

Charlson ME，Pompei P，Ales KL，et al，1987. A new method of classifying prognostic comorbidity in longitudinal studies：development and validation. J Chronic Dis，40（5）：373-383.

Fischer M，Sipe BW，Rogers NA，et al，2015，Faecal microbiota transplantation plus selected use of vancomycin for severe-complicated *Clostridium difficile* infection：description of a protocol with high success rate. Aliment Pharmacol Ther，42（4）：470-476.

Gogu S，Gandbhir VN，2020. Trendelenburg sign// StatPearls. Treasure Island（FL）：StatPearls Publishing.

Hamilton MJ，Weingarden AR，Sadowsky MJ，et al，2012. Standardized frozen preparation for transplantation of fecal microbiota for recurrent *Clostridium difficile* infection. Am J Gastroenterol，107（5）：761-767.

He Z，Cui BT，Zhang T，et al，2017. Fecal microbiota transplantation cured epilepsy in a case with Crohn's disease：the first report. World J Gastroenterol，23（19）：3565-3568.

Hvas CL，Jørgensen SMD，Jørgensen SP，et al，2019. Fecal microbiota transplantation is superior to Fidaxomicin for treatment of recurrent *Clostridium difficile* infection. Gastroenterology，156（5）：1324-1332.

Jeon YD，Hong N，Kim JH，et al，2016. Fecal transplantation using a nasoenteric tube during an initial episode of severe *Clostridium difficile* infection. Infect chemother，48（1）：31-35.

Kelly CR，Khoruts A，Staley C，et al，2016. Effect of fecal microbiota transplantation on recurrence in multiply recurrent *Clostridium difficile* infection：a randomized trial. Ann Intern Med，165（9）：609-616.

Kronman MP，Nielson HJ，Adler AL，et al，2015. Fecal microbiota transplantation via nasogastric tube for recurrent *Clostridium difficile* infection in pediatric patients. J Pediatr Gastroenterol Nutr，60（1）：23-26.

Paramsothy S，Nielsen S，Kamm MA，et al，2019. Specific bacteria and metabolites associated with response to fecal microbiota transplantation in patients with ulcerative colitis. Gastroenterology，156（5）：1440-1454.

Postigo R，Kim JH，2012. Colonoscopic versus nasogastric fecal transplantation for the treatment of *Clostridium difficile* infection：a review and pooled analysis. Infection，40（6）：643-648.

Quan HD，Li B，Couris CM，et al，2011. Updating and validating the Charlson comorbidity index and score for risk adjustment in hospital discharge abstracts using data from 6 countries. Am J Epidemiol，173（6）：676-682.

Ramai D，Zakhia K，Fields PJ，et al，2021. Fecal Microbiota Transplantation（FMT）with colonoscopy is superior to enema and nasogastric tube while comparable to capsule for the treatment of recurrent *Clostridioides difficile* infection：a systematic review and meta-analysis. Dig Dis Sci，66（2）：369-380.

Youngster I，Russell GH，Pindar C，et al，2014. Oral，capsulized，frozen fecal microbiota transplantation for relapsing *Clostridium difficile* infection. JAMA，312（17）：1772-1778.

Zhang FM，Cui BT，He XX，et al，2018. Microbiota transplantation：concept，methodology and strategy for its modernization. Protein Cell，9（5）：462-473.

第9章

粪菌移植后的管理与养护

第一节 患者管理

一、一般护理

移植过程中应注意防止交叉污染，既要防止污染粪菌，也要注意医护人员自身防护。医护人员进入移植间之前应严格执行无菌消毒，戴手套、帽子、护目镜，穿隔离衣，进行无菌移植操作（粪便是2级生物危害）后更应严格执行消毒处理。

二、不同移植途径的护理

鼻胃管/鼻肠管易于操作、耐受性好、可重复性好并可以同时实施肠内营养支持。经鼻肠管途径时需在移植前使用0.9%无菌氯化钠溶液纱布清洁鼻肠管管口，并在注入20ml 0.9%氯化钠溶液冲洗管路后行粪菌移植操作，输注完毕后再用30ml 0.9%氯化钠溶液冲洗管路以保证菌液完全进入肠道内。经胃十二指肠镜途径时，患者需在治疗前空腹8小时以上，治疗前1小时肌内注射甲氧氯普胺10mg以期减少菌液反流至胃，并在结束后抽出胃内气体。患者在移植过程中可能出现各种不适症状，尤其是经鼻胃管/鼻肠管/保留灌肠患者，症状包括腹痛、恶心、呕吐等，此时应减慢粪菌灌注速度，对患者进行心理疏导，必要时暂停移植。

同上消化道途径比较，下消化道途径更需要充分的肠道准备。经结肠镜灌注途径仍被认为是目前实施粪菌移植的一线方法，实施中用注射器注射20ml左右粪菌悬液后缓慢退镜，每退镜5～10cm灌注1次，总共灌注量为250～500ml。经结肠镜途径患者在清醒后需臀部抬高或右侧卧位，同时要注意嘱患者在粪菌移植后30～45分钟避免排便，以使粪菌液在肠道内充分保留。经胃十二指肠镜途径常在静脉麻醉下完成，需左侧卧位并上半身抬高30°体位，麻醉清醒后保持坐位或半卧位防止反流，并尽量避免在治疗结束后1小时内排便。

三、移植后并发症监护

患者接受粪菌移植后可能会有各种不适反应出现，包括寒战、发热、肠胀气等不适反应，一般能自行缓解。一旦出现不适应，应立即告诉家属或陪护人员，并通知医护人员，尤其对于年龄较小的孩子及危重患者，一定要加强护理。同时，要注意观察腹部症状变化，尤其在经内镜途径时要注意有无腹痛，一旦出现应仔细询问腹痛部位、类型、有无里急后重等，如发现异常及时汇报管床医师。部分患者在接受移植后可能出现一过性便秘、腹泻、腹胀等症状，一般在48小时内好转。

四、移植后短期监护

对排便情况的观察是粪菌移植后护理的一个重要方面。要准确记录患者腹泻次数及腹泻量，并对比移植前后数据的变化。注意观察患者粪便的颜色、气味、性状，大体判断肠道反应，每日留取患者大便标本检查，观察大便中白细胞、红细胞含量，以更准确地了解肠道炎症状态。

五、移植后长期监护

对于粪菌移植在上消化道的患者，移植后即可恢复正常的饮食与活动。对于粪菌移植在下消化道的患者，在移植后即可恢复正常饮食，但建议至少卧床休息2小时以减少胃肠蠕动，减缓移植粪菌的排出。患者出院前应对患者进行健康教育，教会患者对健康状况进行自我评估，保持良好的生活习惯，不吃油炸、辛辣及刺激性食物，多食水果蔬菜，保持适当的运动，锻炼身体，学会自己观察大便的性状，有不适时及时就医。粪菌移植的治疗效果需要观察数月，医护人员应做好术后的随访工作。

第二节 疗 效 监 测

根据FMT的随机临床对照试验报告统计得出艰难梭菌感染（CDI）治愈率约为90%，在标准临床实践中，难治性CDI依然具有高成功率。此外，几乎在所有情况下，仅进行1次FMT即可实现CDI固化，FMT增加了拟杆菌门、瘤胃球菌科、拟杆菌科、卟啉单胞菌科、毛螺菌科、疣微菌科以及厚壁菌门下未分类的梭菌属的丰度，减少了CDI患者中变形菌门的数量，并且FMT治疗效果是持久性的。成功的FMT后6个月内复发的比例仅为4%，最常发生在2个月内。对于1个月内FMT不成功的患者，大多数仍可在使用标准抗生素治疗或重复给予FMT治疗并在6个月内治愈。

尽管目前粪菌移植缺乏监管批准，在艰难梭菌感染尤其是复发性CDI中却被广泛应用。但是，FMT是否优于复发性CDI的药物管理？ FMT治疗本身还是抗生素在治疗CDI中起到辅助治疗的作用？ FMT安全吗？尽管目前科学界对FMT还存在很多疑问，也不能确定是否FMT为治疗复发性CDI的必要方案，FMT仍应保留用于抗生素治疗失败的复发性CDI患者，并且目前的临床研究显示粪菌移植治疗积极效果显著（表9-1～表9-3）。

表9-1 粪菌移植安全性概况

安全性概况	发生率
可能发生并发症	43.6%（发生在口腔、鼻饲管、上消化道） 17.7%（发生在结肠镜、灌肠）
严重并发症	2.0%（发生在上消化道） 6.1%（发生在下消化道）
炎症性肠病加重	0.6%
严重的感染	0.7%
患者的病死率	0.3%

表9-2　粪菌移植后并发症时间分类

- 短期：在FMT之后1个月内发生
- 中期：1个月至1年
- 长期：1年后

表9-3　粪菌移植后不良事件分类

- 轻微事件：轻度症状，如腹部不适、腹泻、便秘、腹鸣、腹胀、恶心、呕吐和自发性发热
- 严重事件：内镜并发症（穿孔、出血），与镇静有关的并发症（支气管误吸），病原体传播，炎症性肠病加重，感染发生（腹膜炎、肺炎），需要住院治疗的暂时或永久性功能障碍或死亡

第三节　微生态制剂存在的安全问题

一、潜在致病性

在机体正常情况下，潜在的致病性微生物在体内处于平衡状态，不会诱发致病性行为。一旦打破这种平衡，某些物种就会暴露出致病能力。另外，在某种动物体内的正常菌群，也可能在另一种动物体内成为潜在的致病菌株。这就意味着在某些情况下有益的微生物可能会变成致病的微生物。因此，在使用微生态制剂时，应考虑机体的健康状况和适用证等其他因素，以确保安全性。

二、扰乱正常微生物稳态

人为添加外源微生物，使体内微生物群结构发生变化，有可能导致现有微生态系统的动态平衡紊乱。正常菌株过量繁殖、异位移植或某种菌群数量骤减等，使外源性致病细菌有机会侵袭机体，诱发疾病。

（一）有害代谢产物蓄积

在不同的生存环境中，微生物的代谢特性可能不同。微生物的代谢产物在不同的动物体内或机体的各个生理阶段，可能会发挥不同的调节作用。某些短链脂肪酸是G偶联蛋白受体GPR43和GPR41的配体，这些受体广泛表达，在能量代谢、免疫和血压的调节中发挥作用。微生物代谢产物次级胆汁酸根据不同成分比例影响胆汁酸脂质的代谢循环，微生物代谢胆碱类物质产生的氧化三甲胺是包括心血管疾病在内许多慢性疾病的潜在风险因子。

（二）携带并转移抗生素抗性基因的风险

粪菌微生物群可能会携带一些抗性基因，在突发条件下发生抗性基因水平转移，一旦致病菌获得大规模的抗生素耐药性，患者就会陷入没有药物控制微生物感染的困境。因此，在微生物制剂投入适用前，必须通过严格的检测和科学的验证，明确其安全性后才能大规模使用。

（三）转基因微生物应用的风险

目前有不少研究将一些功能性的基因转入现有益生菌菌株中，促进其生长繁殖并发挥作用，但是转基因过程中的某些不确定性因素可能会导致目的基因不能实现定向转移，反而带来负向影响，如非病原性转变成病原性菌株、宿主范围改变、毒力改变等。鉴于转基因技术在生产实践中的应用还不十分成熟，在应用转基因微生物作为微生态制剂时应慎重，要充分考虑安全性。

三、微生态制剂的生产安全

微生态制剂产品质量参差不齐，生产难度较大。部分微生物产品质量尚不稳定，生产还处于复配模仿阶段，检测手段不够完善。产品质量标准和检测方法杂乱无章，主要表现在细菌来源、活菌质量标准、卫生标准等方面。如何保证产品中有足够的生命力和足够数量的微生态制剂，在保藏期间减少失活数量，到达体内后仍能保持较强的活性，仍是有待解决的问题。如何根据不同患者选择不同菌种的微生态制剂，且解决其治疗效果不如药物明显和稳定的问题成为关键。

总而言之，有关微生态制剂的相关标准、规范及规定尚不健全。一些生产菌种未经主管部门审批，其在应用动物肠道的存活量、定植量，以及宿主体内的生物效应也不明确。大部分微生态制剂仍处在临床研究中。有些菌种遗传稳定性不明确，就盲目连续传代用于生产，这都可能会对产品质量及其临床应用效果带来风险。因此，加快制定微生态制剂产品相关规范，建立完善的行业检测标准，制定相关的法律法规实施细则，规范微生物产品的生产和宣传，强化行业监督管理是微生态行业长久发展的重中之重。

（王玉莹　董　娜）

参 考 文 献

Adak A，Khan MR，2019. An insight into gut microbiota and its functionalities. Cell Mol Life Sci，76（3）：473-493.

Agito MD，Atreja A，Rizk MK，2013. Fecal microbiota transplantation for recurrent C difficile infection：ready for prime time?. Cleve Clin J Med，80（2）：101-108.

Anon，2013. Fecal microbiota transplantation for treating recurrent *Clostridium difficile* infection. Manag Care，22（6）：18-19.

Bakken JS，Borody T，Brandt LJ，et al，2011. Treating *Clostridium difficile* infection with fecal microbiota transplantation. Clin Gastroenterol Hepatol，9（12）：1044-1049.

Brown WR，2014. Fecal microbiota transplantation in treating *Clostridium difficile* infection. J Dig Dis，15（8）：405-408.

Chen DF，Wu JY，Jin DC，et al，2019. Fecal microbiota transplantation in cancer management：Current status and perspectives. Int J Cancer，145（8）：2021-2031.

Doron S，Snydman DR，2015. Risk and safety of probiotics. Clin Infect Dis，60 Suppl 2（Suppl 2）：S129-S134.

Eiseman B，Silen W，Bascom GS，et al，1958. Fecal enema as an adjunct in the treatment of pseudomembranous enterocolitis. Surgery，44（5）：854-859.

Imperial ICVJ，Ibana JA，2016. Addressing the antibiotic resistance problem with probiotics：reducing the risk of its double-edged sword effect. Front Microbiol，7：1983.

Kao D，Roach B，Silva M，et al，2017. Effect of oral capsule-vs colonoscopy-delivered fecal microbiota transplantation on recurrent *Clostridium difficile* infection：a randomized clinical trial. JAMA，318（20）：1985-1993.

Kelly CR，Khoruts A，Staley C，et al，2016. Effect of fecal microbiota transplantation on recurrence in multiply recurrent *Clostridium difficile* infection：a randomized trial. Ann Intern Med，165（9）：609-616.

Kelly CR，Yen EF，Grinspan AM，et al，2021. Fecal microbiota transplantation is highly effective in real-world practice：initial results from the FMT national registry. Gastroenterology，160（1）：183-192.

Org E，Mehrabian M，Lusis AJ，2015. Unraveling the environmental and genetic interactions in atherosclerosis：central role of the gut microbiota. Atherosclerosis，241（2）：387-399.

Samuel BP，Crumb TL，Duba MM，2014. What nurses need to know about fecal microbiota transplantation：education，assessment，and care for children and young adults. J Pediatric Nurs，29（4）：354-361.

Smith MGW，Sachse K，Perry MT，2018. Road to home program：a performance improvement initiative to increase family and nurse satisfaction with the discharge education process for newly diagnosed pediatric oncology patients［Formula：see text］. J Pediatr Oncol Nurs，35（5）：368-374.

Tan X，Johnson S，2019. Fecal microbiota transplantation（FMT）for C. difficile infection，just say 'No'. Anaerobe，60：102092.

Tolhurst G，Heffron H，Lam YS，et al，2012. Short-chain fatty acids stimulate glucagon-like peptide-1 secretion via the G-protein-coupled receptor FFAR2. Diabetes，61（2）：364-371.

Upadhyay N，Moudgal V，2012. Probiotics：a review. J Clin Outcomes Manag，19（2）：76-84.

van Nood E，Vrieze A，Nieuwdorp M，et al，2013. Duodenal infusion of donor feces for recurrent *Clostridium difficile*. N Engl J Med，368（5）：407-415.

Wang Z，Klipfell E，Bennett BJ，et al，2011. Gut flora metabolism of phosphatidylcholine promotes cardiovascular disease. Nature，472（7341）：57-63.

第10章

粪菌移植治疗肠道疾病

第一节　艰难梭菌感染

艰难梭状芽孢杆菌（*Clostridium difficile*，CD）是一种革兰氏阳性厌氧芽孢杆菌，是引起院内肠道感染的主要致病菌之一。CD感染（CD infection，CDI）主要是抗生素应用导致正常菌群减少、产毒素CD过度繁殖引起肠道菌群失调并释放毒素所引起（图10-1）。CDI的主要临床症状有发热、腹痛、腹泻，表现为抗菌药物相关性腹泻（antibiotic associated diarrhea，AAD）、抗菌药物相关性结肠炎或假膜性肠炎（pseudomembranous colitis，PMC），常伴有中毒性巨结肠、肠穿孔、感染性休克等并发症，甚至最终导致死亡。CDI的治疗包括尽可能停用导致CDI的抗菌药物，口服甲硝唑、万古霉素、非达霉素等药物，严重时需要实施结肠切除术等外科治疗。初次发作的CDI经过规范治疗后仍然有20%左右的患者会复发，成为复发性CDI（recurrent CDI，rCDI），rCDI的治疗难度高，且很多患者表现为多次复发（multipler CDI，mrCDI），而粪菌移植作为一种有效的治疗手段，已成为rCDI和mrCDI的有效治疗方案（图10-1），治愈率可高达90%以上，被众多专家认可，已经写入包括中国在内的很多国家的指南和共识。

一、粪菌移植治疗CDI的基本流程

CDI的粪菌移植治疗与其他疾病的粪菌移植治疗流程类似，首先是筛选合格的供体，采集供体的粪便，规范制备出粪菌悬液，然后将粪菌悬液移植给患者，或者将粪菌悬液冻存，也可以将菌液冻干制备成胶囊（图10-2）。在移植时，首先要选择合适的患者，预处理患者后将新鲜菌液或者复温融化的菌液移植入肠道，也可以直接给患者口服肠菌胶囊，抑制艰难梭菌的定植和生长，移植完成后随访观察有效性和安全性，必要时可以再次移植。

二、粪菌移植治疗CDI的适应证

CDI作为肠道感染性疾病，初次发作时一般选择抗生素治疗，抗生素治疗无效或者治愈后复发时，或者严重的CDI可以选择粪菌移植治疗。

（一）复发性CDI

复发性CDI是指CDI完全治愈后8周内再次发生，由治疗时芽孢清除失败或新感染CD引起，一般在第2次以上的复发时进行粪菌移植，治愈率可达90%以上，疗效优于抗生素治疗。但是也可用于第1次复发时，尤其是第1次复发并有进一步发作的危险因素的患者。一项前瞻性队列研究显示，采用FMT治疗rCDI患者，其90天血流感染发生率、住院天数显著少于抗生素治疗组，而90天存活率则显著高于抗生素治疗组。

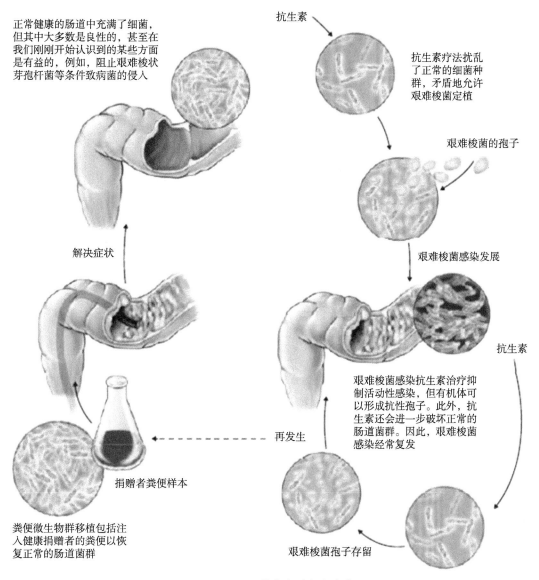

正常健康的肠道中充满了细菌，但其中大多数是良性的，甚至在我们刚刚开始认识到的某些方面是有益的，例如，阻止艰难梭状芽孢杆菌等条件致病菌的侵入

抗生素

抗生素疗法扰乱了正常的细菌种群，矛盾地允许艰难梭菌定植

艰难梭菌的孢子

解决症状

艰难梭菌感染发展

抗生素

再发生

捐赠者粪便样本

粪便微生物群移植包括注入健康捐赠者的粪便以恢复正常的肠道菌群

艰难梭菌感染抗生素治疗抑制活动性感染，但有机体可以形成抗性孢子。此外，抗生素还会进一步破坏正常的肠道菌群。因此，艰难梭菌感染经常复发

艰难梭菌孢子存留

图 10-1　CDI 的发生过程和治疗

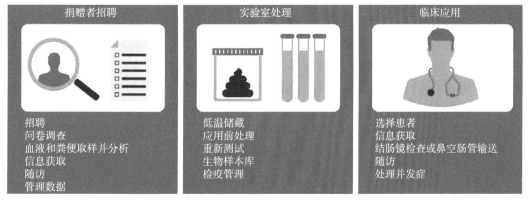

捐赠者招聘

实验室处理

临床应用

招聘
问卷调查
血液和粪便取样并分析
信息获取
随访
管理数据

低温储藏
应用前处理
重新测试
生物样本库
检疫管理

选择患者
信息获取
结肠镜检查或鼻空肠管输送
随访
处理并发症

图 10-2　粪菌移植治疗 CDI 的基本流程

（二）难治性CDI

难治性CDI（refractory CDI）患者应用抗生素治疗的疗效差，且难治性CDI容易发展为重症感染，而FMT是严重CDI的有效治疗方法，因此FMT可能是对常规抗菌治疗无反应的CDI的有效治疗选择。

（三）严重CDI和复杂CDI

严重CDI（severe CDI）患者除腹泻外，可表现出低白蛋白血症伴外周白细胞计数增加和（或）腹部压痛，内镜下可发现假膜。复杂CDI（complicated CDI）可表现为在严重感染基础上出现精神改变、低血压、发热、肠梗阻、巨结肠、器官衰竭等，外周血白细胞计数≥35 000个/ml或＜2000个/ml，乳酸＞2.2mmol/L。严重和复杂CDI对抗生素治疗的反应较差、死亡率高，FMT早期治疗可将CDI治愈率提高到77%～100%，并降低CDI相关死亡率和CDI相关结肠切除术的比率。

（四）初次发作CDI

对于初次CDI发作的轻、中度患者，多选用万古霉素、非达霉素等抗生素治疗，不建议给予FMT治疗，但是也有研究显示FMT治疗安全有效，下消化道移植2次新鲜菌液后艰难梭菌阴转率可高达98%。

（五）初次FMT治疗无效的CDI患者

当患者初次接受FMT治疗后无反应或者出现反应后CDI复发，仍然可以用FMT治疗且成功率较高；如果在初次FMT后能够提前预测疗效差，则可以在24～72小时尽快做第2次FMT；对于假膜性肠炎患者，即使初次FMT无效，也可以每3天重复1次FMT，直到假膜消退。

三、粪菌移植治疗CDI的机制

粪菌移植可以重塑CDI患者的肠道菌群，恢复其菌群多样性和肠道功能，提高部分代谢物的浓度，抑制CD的生长，从而治愈疾病。

（一）患者肠道恢复健康生态是治疗CDI的重要机制

人体肠道菌群具有个体化特征，保持肠道微生物稳态是人体健康的前提，不同CDI患者的肠道菌群可能有不同的特点，但是其肠道微生态失调是一致的。研究显示，CDI患者肠道菌群的α多样性降低，出现厚壁菌门、拟杆菌门、毛螺菌科、瘤胃球菌科、粪杆菌属的相对丰度降低，变形菌门、γ-变形菌、β-变形菌、链球菌科、肠球菌科、肠杆菌科、变形杆菌属的相对丰度增加，经过FMT后患者的α多样性恢复，拟杆菌门、拟杆菌科、毛螺菌科、拟杆菌属、布劳特氏菌属、粪杆菌属和罗斯氏菌属的相对丰度升高，变形菌门和肠杆菌科减少，逐渐恢复到供体的水平。

（二）胆汁酸代谢的纠正可能是FMT治愈和预防CDI复发的机制

胆汁酸代谢是肠道稳态的重要部分，牛磺胆酸可促进艰难梭菌生长，由于rCDI患者肠道产生胆盐水解酶的细菌显著减少，从初级胆汁酸到次级胆汁酸的胆汁酸代谢被破坏，因此患者粪便样本中的初级胆汁酸和胆酸盐浓度尤其是牛磺胆酸显著升高，而次级胆汁酸浓度降低到几乎检测不到的水平；患者经过FMT治疗后，产胆盐水解酶细菌数量和活性增加，牛磺胆酸被水解，粪便中次级胆汁酸浓度很快恢复，取代初级胆汁酸成为主要的成分，与供体的浓度接近，可有效发挥抑制艰难梭菌的作用（图10-3）。

（三）其他可能的机制

FMT治疗CDI的机制复杂，在恢复肠道菌群多样性和组成结构的基础上，可通过微生物干扰、免疫调节、代谢调控等多种机制抑制艰难梭菌的生长。虽然FMT后产丁酸菌显著增加可能与疗效有关，但是也有报道CDI患者的SCFA升高，因此SCFA在FMT治疗CDI中的作用需要进一步研究。同时，FMT可以抑制Th2细胞免疫、促进Th17细胞免疫和体液免疫，可能通过刺激免疫来抑制艰难梭菌的生长，且FMT的调控机制和微RNA（microRNA）有关（图10-4）。

四、粪菌移植治疗CDI的疗效预测

FMT的有效性与患者的状况、供体菌的性质、移植的路径和患者依从性有关。患者的状况包括CDI严重程度、基础疾病、免疫水平等，供体菌的性质包括菌液形态、菌种组成多样性、菌量、菌的活力等。尽管影响因素较多，但整体的持续缓解率达到90%表明FMT疗法取得了成功。

1.FMT治疗CDI时注入菌量过少，可能不利于CDI症状改善，因此每次移植的菌液体积和浓度需要根据患者病情、移植路径来确定，不能太少。

2.持续的抗生素治疗是FMT治疗CDI的负面影响因素，FMT后，尤其是FMT后1个月内，接受非抗CDI抗菌药物治疗的CDI患者，其FMT失败的风险高。

3.缺锌可能是FMT后CDI复发的独立预测因素，低锌水平的CDI患者FMT后的复发率是16%，显著高于锌水平正常的CDI患者（6%），缺锌的CDI患者补锌后可以降低复发率。

4.使用质子泵抑制剂、严重CDI是FMT后复发的预测因素，但是也有报道认为FMT疗效和使用质子泵抑制剂、严重CDI无关。严重CDI患者在首次FMT失败后，57%的患者在第2次FMT后获得疗效，其中免疫功能低下、CDI相关的多次住院和首次FMT时存在假膜性结肠炎是再次FMT失败的危险因素。

5.对于伴有IBD的CDI患者，FMT后6个月的复发率未见升高，但是长期疗效可能减弱。

6.合并症是FMT后CDI复发的预测因素，Charlson合并症指数≥7和单次FMT的失败呈正相关。

7.患者较高的年龄是FMT失败的独立预测因子，可能与高龄患者合并症多、住院频率高等因素有关。

8.血清N-聚糖（N-glycan）结构的复杂性降低与FMT成功治疗rCDI有关。

9.供体菌的成分会影响FMT疗效，微生物多样性高、厚壁菌门/拟杆菌门比例平衡、丁酸盐浓度高、白念珠菌少、尾病毒丰度高有助于提高FMT疗效。如果多次采用

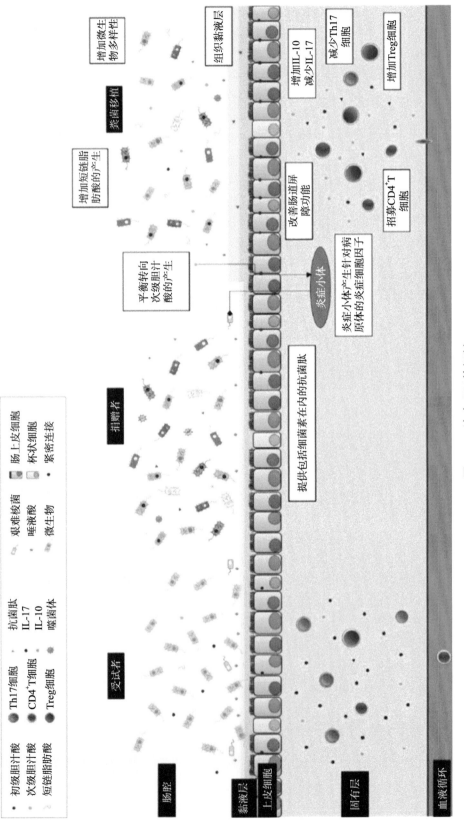

图 10-3 治疗 CDI 的机制

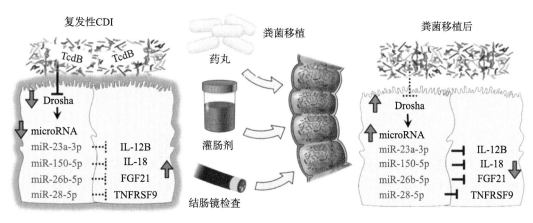

图 10-4　粪菌移植对 microRNA 的影响

同一供体的粪菌移植无效，应该更换供体菌。

10.CDI 患者 FMT 前后的肠道菌群变化是疾病治愈或复发的重要影响因素。肠道菌群多样性越高，病情严重程度和复发可能性越低。FMT 前，高丰度的酵母菌和曲霉菌、低丰度的白念珠菌和肠杆菌噬菌体与 FMT 的疗效有关。FMT 后，疗效好的 CDI 患者肠道虹吸病毒科、肠杆菌科持续减少，拟杆菌门、厚壁菌门、粪杆菌属、毛螺菌科、瘤胃球菌科和拟杆菌科的丰度增加，供体来源的噬菌体增加，菌群组成特征靠近供体菌，而 FMT 失败则和青霉属分类群的增加有关。虽然 CDI 患者的肠道拟杆菌丰度降低，FMT 后拟杆菌丰度增加，但是 Barberio 等的研究发现 FMT 失败的患者接受的供体菌中有高丰度的拟杆菌属，显著高于 FMT 成功的患者，这种差异可能和不同的疾病状态等有关。

五、粪菌移植治疗 CDI 患者的性价比

目前治疗 CDI 的方法主要是抗生素和粪菌移植，Abdali 等对 2 种方法进行了经济学评价，发现 FMT 治疗 rCDI 的疗效更好、价格更低，其中结肠镜路径 FMT 比鼻胃管路径疗效稍高，但是价格更高，整体比较结果显示鼻胃管 FMT 的性价比最高。其他研究也显示了 FMT 的费用低于应用万古霉素，鼻空肠管 FMT 的费用低于结肠镜，胃内 FMT 的费用低于鼻十二指肠和结肠镜路径。但是，由于不同国家的定价策略不同，对于抗生素和粪菌移植在我国的性价比，需要大样本多省份的联合评价。

六、免疫功能低下 CDI 患者的粪菌移植

免疫功能低下包括原发性免疫缺陷病、获得性免疫缺陷综合征（AIDS）、器官移植后、恶性肿瘤和糖皮质激素等免疫抑制药物治疗。免疫功能低下患者感染的风险高，不仅易感 CD，而且容易因为 FMT 时供体菌中少量的病原菌转移给受体而造成感染。虽然有专家共识建议对免疫功能低下患者进行 FMT 时应谨慎，但是部分研究显示 FMT 有效且没有显著的副作用。Kelly 等用 FMT 治疗 99 例免疫功能低下的复发性、难治性或严重 CDI 患者，单次 FMT 的 CDI 治愈率为 78%，再次 FMT 后的总治愈率为 89%，12% 的患者出现严重不良事件，死亡 2 例，其中 1 例与 FMT 无关，未发现 FMT 相关的感染，考虑到患者病情都比较严重，因此 FMT 的总体有效性和安全性较好。其他研究也显示了

FMT对伴有器官移植、特异性抗体缺乏的CDI患者的疗效，总体治愈率与免疫功能正常的患者类似，且未发现FMT相关的感染并发症，甚至有1例多重感染伴AIDS的暴发性CDI患者，经过2次FMT后感染治愈、病情好转而出院。这些结果显示了FMT在治疗免疫功能低下CDI患者时的安全性和有效性，为进一步推广应用提供了一定证据。

第二节　炎症性肠病

炎症性肠病（inflammatory bowel disease，IBD）包括溃疡性结肠炎（ulcerative colitis，UC）和克罗恩病（Crohn disease，CD），是一种发生在胃肠道的慢性复发性炎症性疾病。IBD的确切发病机制目前尚不清楚，可能和遗传、环境等综合因素有关，其中肠道免疫系统和肠道微生物之间的相互作用功能失调是重要原因。IBD的病情复杂，治疗目标是诱导并维持临床缓解及黏膜愈合，防治并发症，改善患者生命质量。治疗方法主要有氨基水杨酸制剂、激素、免疫抑制剂（如硫嘌呤类药物、甲氨蝶呤）、沙利度胺、抗TNF-α单克隆抗体等药物治疗和手术治疗，疗效与患者特征有关，需要长期用药、副作用大，治疗后易复发或者激素依赖。随着粪便菌群治疗CDI的推广应用，结果证实FMT是治疗IBD的一种有前途的方法。

一、FMT治疗IBD概述

FMT作为治疗肠道疾病的有效方法，已经在CDI的治疗中得到了证实，相关的FMT方法也适用于治疗溃疡性结肠炎或克罗恩病。移植材料可以是新鲜菌液、冻存菌液或胶囊，最合适的移植途径尚不确定，但是大多数研究采用下消化道途径移植，其疗效优于上消化道途径。由于IBD长期处于缓解和复发的交替状态，且缓解期需要维持治疗，因此需要多次FMT反复治疗IBD。但是现有的报道对多次FMT的方案并不统一（表10-1）。

表10-1　多次FMT治疗IBD的部分方案

菌液	疾病	方案
新鲜	UC	结肠镜途径移植，每8周一次，持续48周
	活动性UC	结肠镜途径，0、2、6、10、14、18、22周各1次
	中重度活动性UC	结肠镜或上消化道内镜途径，3次FMT，间隔2～3个月
	克罗恩病	首次经胃镜FMT有效后，每3个月1次维持；首次FMT无效的，1周内第2次；复发后可再次FMT
新鲜或冻存	UC	灌肠，每周1次，共6周
	活动性UC	首次结肠镜途径移植，第2天开始灌肠，每周5天，持续8周
	中重度UC	首次FMT后无效的患者数天内再做2～3次
冻存	轻中度UC	结肠镜途径移植后7天内灌肠2次
	活动性UC	首次结肠镜途径移植，第2天开始灌肠，连续5天后隔2天，持续8周（或首次结肠镜途径移植后，每周1次胃十二指肠途径移植，共5周）
胶囊	UC	首次结肠镜途径移植后，每周1次，每次10粒胶囊，共6周
混合菌胶囊	UC	每天25粒，持续50天

二、FMT治疗IBD的机制

IBD是在临床、免疫、遗传和微生物水平上具有异质性的复杂疾病，FMT通过调控肠道微生物变化、免疫功能及其相应的代谢物来治疗IBD（图10-5）。

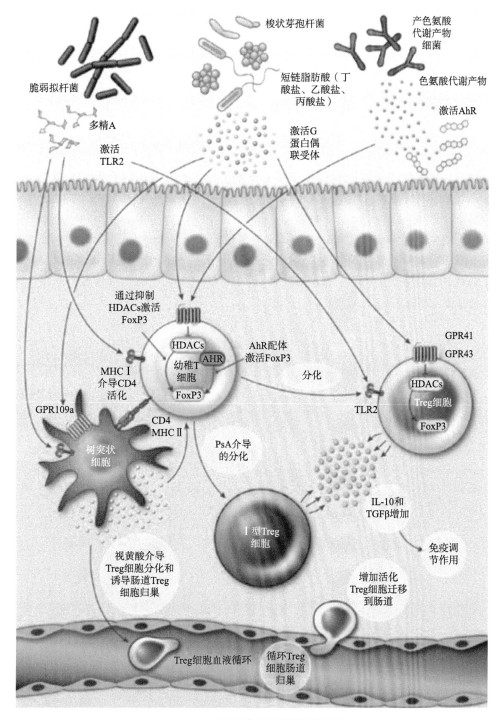

图10-5 IBD患者FMT的免疫机制

（一）肠道菌群变化

IBD患者的肠道菌群失调是疾病发生的重要因素，但是不同研究报道的变化趋势并不相同。IBD患者肠菌的α多样性降低，在门水平，UC患者厚壁菌门的相对丰度无显著变化，拟杆菌门和疣微菌门的相对丰度降低，厚壁菌门/拟杆菌门比值和变形菌门丰度增加。与供体菌比较，UC患者梭菌IX和XI、芽孢杆菌属、肠球菌属的丰度升高，而艾克曼菌属、拟普雷沃氏菌属、克里斯滕森菌、劳尔氏菌属、粪杆菌属、梭菌XIVa和XVIII的丰度降低，同时产SCFA菌的丰度也降低，如双歧杆菌、梭菌IV、粪球菌属、真杆菌属、臭杆菌、罗斯氏菌和瘤胃球菌。

（二）肠道代谢物变化

IBD的发生发展伴随肠道代谢物水平的变化，特别是胆汁酸、短链脂肪酸和色氨酸代谢物与IBD的免疫发病机制有关（图10-6）。Lloyd-Price等的研究证实IBD患者肠道烟酸、酰基肉碱等浓度升高，SCFA尤其是丁酸盐浓度降低；CD患者的鹅脱氧胆酸、胆酸及其甘氨酸和牛磺酸结合物（甘氨胆酸、牛磺胆酸）增加，次级胆汁酸石胆酸盐和脱氧胆酸盐减少，这些变化和相应的肠道菌群变化有关。除此之外，UC患者的丙酮酸代谢、乙醛酸代谢、二羧酸代谢、泛酸和辅酶A的生物合成在移植后发生显著变化；CD患者FMT后尿液硫酸吲哚酚、4-羟基苯乙酸酯、肌酐、二甲胺、甘氨酰脯氨酸、马尿酸盐和氧化三甲胺等分子水平升高。

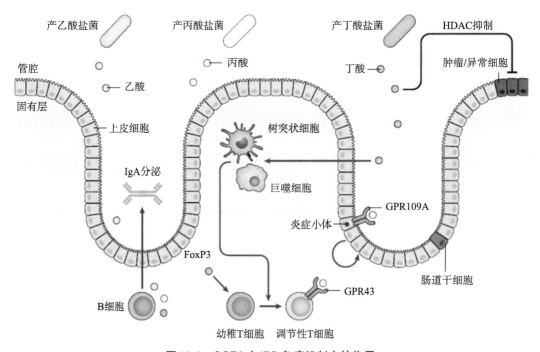

图10-6　SCFA在IBD免疫机制中的作用

（三）免疫机制

IBD 是免疫相关性疾病，可能和肠道免疫耐受失败有关，FMT 可通过上调肠道 SCFA 等分子来促进 Treg 细胞的数量，进而抑制肠道免疫。Wang 等的研究发现，3 次 FMT 后 87.5% 的活动性 UC 患者获得临床反应，血清 IL-1Ra、IL-6、IP-10 和 ENA-78、MEC、VCAM-1、G-CSF 浓度显著降低，IP-10 和 G-CSF 水平与 Mayo 评分显著正相关，表明 FMT 可能通过调节宿主免疫反应发挥治疗作用。

三、FMT 治疗的有效性和安全性

（一）有效性

FMT 治疗有助于 UC 长期、显著的临床改善，其有效性高低和移植路径、移植次数、移植菌液量、供体菌组成、患者疾病特征等因素有关，移植次数多，临床缓解率高。常规 FMT 多采用单个健康供体的菌液治疗 UC，但是多个供体的混合菌液也具有优于对照组的疗效，FMT 后内镜下明显缓解（图 10-7）。UC 患者 FMT 前肠道念珠菌的高丰度和 FMT 后的临床缓解相关，而 FMT 后念珠菌丰度减少与临床和内镜下 UC 严重程度的改善有关，表明 FMT 可能会降低肠道念珠菌的丰度而抑制念珠菌诱导的促炎免疫反应（图 10-8）。

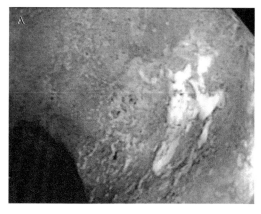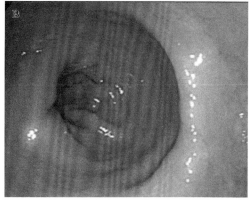

图 10-7　UC 患者 FMT 后内镜下改变

A.FMT 前；B.FMT 后 8 周

（二）安全性

单次 FMT 或多次 FMT 治疗 UC 的耐受性好，具有较好的短期和长期安全性。两项针对中重度溃疡性结肠炎的临床试验显示 FMT 的不良事件发生率是 17.4%。在肠道微生物变化的基础上，UC 患者的 FMT 疗效还跟代谢物的浓度变化有关，苯甲酸降解、甘油磷脂代谢、次级胆汁酸生物合成、ppGpp 生物合成、SCFA 生物合成、安沙霉素生物合成和淀粉降解与 FMT 有效相关，而血红素生物合成、脂多糖/脂质 A 生物合成、肽聚糖

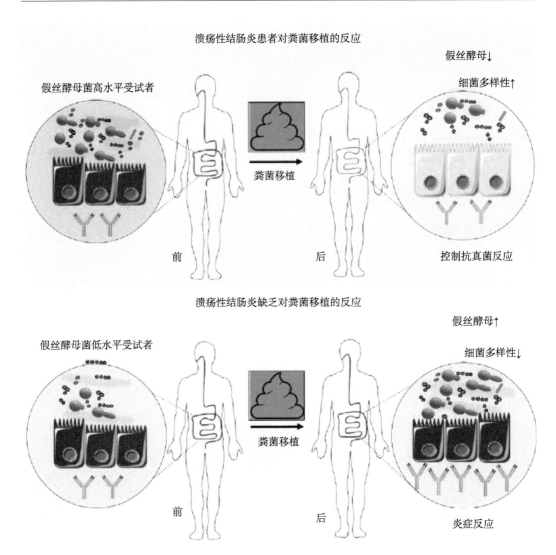

图10-8 患者肠道念珠菌丰度和FMT疗效

生物合成、泛醌生物合成、赖氨酸生物合成与FMT无效相关。另外，在UC确诊后早期进行FMT治疗的效果较好。

FMT治疗IBD的临床疗效已在国内外多个研究中确认，但是由于不同试验的供体菌液、患者病情、移植方案不同，因此尚无标准化的FMT流程，需要进一步开展大样本多中心研究来明确，以更好更普遍地提高临床疗效、减少副作用。

第三节 肠易激综合征

肠易激综合征（irritable bowel syndrome，IBS）是最常见的功能性胃肠道疾病，以腹痛、腹胀或腹部不适为主要症状，与排便相关或伴随排便习惯和（或）粪便性状改变，常伴有焦虑、抑郁等精神情绪障碍，显著降低患者的生活质量。IBS可根据患者粪便性状分为腹泻型IBS（IBS with predominant diarrhea，IBS-D）、便秘型IBS（IBS with predominant constipation，IBS-C）、混合型IBS（IBS with mixed bowelhabits，IBS-M）和未定型IBS（IBS unclassified，IBS-U）4种亚型。IBS的发病机制尚不清楚，可能和内脏高敏感、胃肠道动力异常、肠道低度炎症、肠脑轴异常有关，饮食和肠道感染与IBS关系密切。IBS的治疗包括饮食和生活方式调整、药物治疗、心理认知和行为学指导，通过个体化综合治疗改善症状，提高生活质量。IBS患者有异质性，治疗难度较大，而肠道菌群失调是IBS的重要特点，与胃肠道症状和精神症状有关，因此改善肠道微生物群是治疗IBS的重要措施（图10-9）。

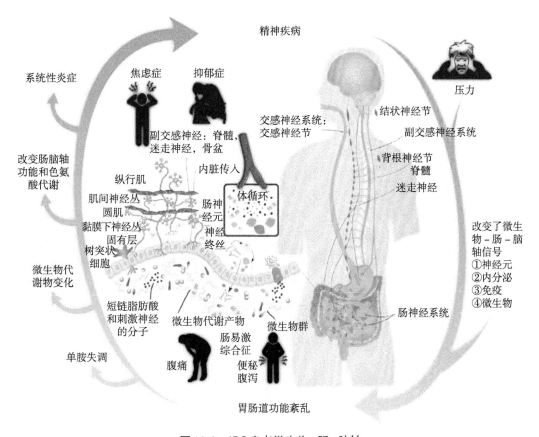

图10-9 IBS患者微生物-肠-脑轴

一、IBS的肠道菌群改变

肠道菌群失衡在IBS的发病中发挥重要作用，患者可存在小肠细菌过度生长，菌群多样性降低，厚壁菌门、乳杆菌科、肠杆菌科、拟杆菌属、真杆菌属丰度增加，厚壁菌门/拟杆菌门的比值升高，拟杆菌门、双歧杆菌属、粪杆菌属丰度降低。除此之外，IBS-D患者梭菌、链球菌、大肠杆菌和产丁酸菌的相对丰度增加，脱硫弧菌和乳酸杆菌的相对丰度减少，IBD-C患者的韦荣球菌属丰度升高。在代谢物水平，患者粪便中短链脂肪酸的浓度显著改变，IBS-D患者粪便中的丁酸浓度升高，IBS-C患者粪便中的丙酸/丁酸比值降低，且丁酸浓度与厚壁菌门和放线菌门的丰度呈正相关。

二、粪菌移植治疗IBS的临床疗效

改善IBS症状的药物包括解痉剂、止泻剂、渗透性泻剂、促分泌剂、神经递质调节药等，不同亚型的IBS适合采用不同的药物治疗。粪菌移植治疗不仅能够改善胃肠道症状，而且能够通过肠-脑轴改善精神症状，因此用于治疗IBS的临床应用日益增多。Johnsen等采用随机双盲和安慰剂对照试验比较了异体粪菌和自体粪菌治疗中重度IBS-D和IBS-M的差异，通过结肠镜路径移植菌液后3个月，异体粪菌移植组有65%的患者症状改善，显著高于自体粪菌组（43%）。另一项随机对照试验研究了有严重腹胀的难治性IBS-D和IBS-M，经鼻空肠路径移植粪菌后12周，移植供体菌的患者有56%出现症状和腹胀的改善，多于移植自体菌的患者数量（26%），且女性患者移植供体菌的疗效优于男性患者（69% vs. 29%）；移植供体菌有效的患者有21%维持了1年以上的疗效，而移植自体菌的只有5%，移植供体菌有效的复发患者再次移植后有67%仍然有效，症状减轻，而初次移植无效的患者再次移植仍然无效。为了避免供体菌异质性的影响，一项随机双盲和安慰剂对照研究采用同一个供体的粪菌，通过胃镜将复温后的冻存菌液移植给饮食治疗无效的中重度IBS患者，结果发现将30g供体粪便中的菌群移植给患者3个月后有76.9%的患者症状减轻，生活质量改善，显著优于同样30g的自体菌移植（23.6%），如果将供体菌量增加到60g粪便，临床有效率可升高到89.1%，表明异体粪菌移植可以有效治疗IBS，且不受患病时间长短、性别、IBS亚型的影响，但是对于IBS-D患者，女性在FMT后的有效率高于男性，症状减轻更明显。对移植30g粪便来源的菌群无效的IBS患者，第一次移植后3～4个月再次移植60g粪便菌，结果有70%的患者临床症状改善，但是将剂量提升到90g粪便菌并不会进一步提升疗效，表明多次或60～90g剂量的FMT对IBS有更好的疗效。其他研究也证实了FMT的疗效及异体粪菌对自体粪菌的优势。但是，Lahtinen等的研究发现通过结肠镜路径实施单次FMT，异体粪菌或自体粪菌移植后12周的疗效均未超过50%，且组间没有显著差异，可能与仅应用30g粪便菌、自体菌移植组患者焦虑水平更高有关。Holster等的研究虽然显示异体菌移植可以改善IBS患者的症状，但是症状严重程度和自体菌移植患者没有显著差异，可能和患者例数少有关。

尽管多项研究显示了粪菌移植治疗IBS的疗效，但都是移植新鲜菌液或者冻存菌液，而粪菌胶囊与安慰剂胶囊相比没有表现出任何优势。Madsen等的随机双盲研究给予中重度IBS患者每天口服混合供体的粪菌胶囊25粒，持续12天，治疗后3个月FMT和安慰剂组分别有36.4%和79.2%的患者症状减轻，IBS-C、IBS-D和IBS-M亚型分析均显示出安慰剂组的疗效更好，在治疗后6个月仍然显示安慰剂组的优势，但是组间腹痛、大便频率或大便性状均没有统计学差异。

三、粪菌移植治疗IBS的不良反应

粪菌移植治疗IBS具有较高的安全性，不同研究的不良事件发生率高低不一，短期可表现为发热、恶心、腹痛、腹胀、腹泻、便秘、眩晕等，但是均为自限性，未发现FMT相关的严重不良事件，长期随访未发现副作用。

四、FMT后的肠道菌群

FMT会影响IBS患者的肠道菌群，异体粪菌主要诱导患者肠道免疫反应相关基因，而自体粪菌主要诱导患者肠道代谢相关基因。FMT后患者粪便中菌群多样性增加并趋向于供体水平，厚壁菌门丰度降低，拟杆菌门、变形菌门、放线菌门、疣微菌门、甲烷短杆菌（*Methanobrevibacter*）和艾克曼菌属丰度升高。对于IBS-D患者，FMT的临床反应与患者粪便微生物群组成和短链脂肪酸水平的正常化有关，伴随粪便中丁酸等SCFA浓度显著增加。但是移植菌量不同会导致不同的变化，移植30g粪便菌时*Alistipes*、拟杆菌属和普雷沃氏菌属增加；而移植60g粪便菌时*Alistipes*、厚壁菌门和嗜黏蛋白艾克曼菌增加，劳尔氏菌属减少。

五、疗效预测

疗效预测有助于提前判断FMT对IBS患者临床症状和生活质量的影响，供体菌群多样性对疗效没有影响，但是富含双歧杆菌的粪便供体可能是IBS患者FMT成功的阳性预测因子。

第四节　其他肠道疾病

肠道疾病与微生物的关系密切，多伴随肠道菌群失调，因此粪菌移植是治疗多种肠道疾病的有效手段，除了艰难梭菌感染、IBD和IBS外，已经逐步应用于憩室炎、功能性便秘等疾病的治疗中，在很多研究中取得了疗效。

一、憩室炎

结肠憩室炎是结肠憩室的炎症性疾病，原发性硬化性胆管炎和溃疡性结肠炎患者回肠袋肛门吻合术后发病率高，多表现为发热、恶心、呕吐、腹痛、腹部压痛，血液白细胞计数增多、C反应蛋白水平升高，可出现脓肿和穿孔等并发症，一般采用限制饮食、肠道休息、抗生素治疗、脓肿引流和手术治疗，但是易复发和慢性化，治疗难度大。Kousgaard等采用粪菌移植治疗慢性憩室炎，经过连续14天的粪菌灌肠后，9例患者中有4例在30天随访时临床缓解，其中3例的疗效维持了6个月。另一项研究通过上消化道内镜将菌液移植到空肠治疗慢性抗生素依赖性憩室炎，经过多次移植后5例患者中有4例症状消失并停用抗生素，另一例患者症状减轻，并有3例患者维持了3个月以上的疗效（图10-10）。尽管粪菌移植治疗慢性憩室炎仅有自限性的轻微不良反应，但是由于其疗效受到递送路径、移植次数等的影响，因此需要更多的研究来进一步证明其有效性和最优的移植方案。

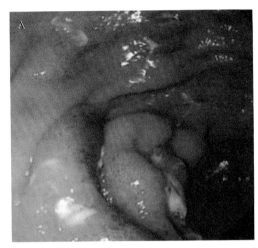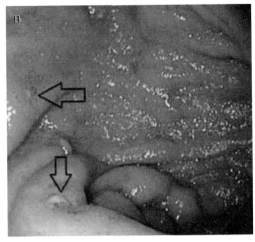

图10-10 粪菌移植治疗憩室炎的疗效

A.移植前；B.首次移植后4周

二、功能性便秘

功能性便秘是指由非器质性原因引起的便秘，主要表现为排便困难和（或）排便次数减少、粪便干硬，患者生活质量降低。根据病理生理机制可分为正常传输型、慢传输型、排便障碍型和混合型。便秘患者存在肠道微生态失衡，通过粪菌移植调控肠道菌群可以具有较好的疗效。除常规治疗外，通过鼻肠管每天给慢传输型便秘患者移植100ml粪菌，连续移植6天，12周后临床改善率和临床治愈率分别达到53.3%和36.7%，显著高于常规治疗组的20%和13.3%。通过鼻空肠管移植同样的剂量和次数，1个月后慢传输型便秘的临床改善率和临床治愈率分别是66.3%和57.8%，且疗效与菌液是否新鲜制备和菌液冻存时间长短无关。对于顽固性便秘，可以在鼻空肠管6天单疗程移植的基础上间隔1个月重复一个6天的疗程，8～12周的疗效优于单疗程。将移植次数减少到连续3天，鼻空肠管FMT后12周慢传输型便秘的临床改善率和临床治愈率分别是50%和37.5%，具有和连续6天移植同等的疗效，但是采用鼻十二指肠路径移植3天后3～4周、9～12周、21～24周的有效率仅有50.0%、38.5%和32.7%，表明鼻空肠管路径粪菌移植治疗慢传输型便秘可能优于鼻十二指肠路径，其临床改善率也高于口服胶囊和结肠镜路径。总体而言，粪菌移植治疗功能性便秘安全性好，没有严重不良反应，有效率高，联合粪菌移植的治疗方案优于泻药等常规治疗，结合可溶性膳食纤维可以提高粪菌移植对慢传输型便秘的短期和长期疗效。

三、其他疾病

粪菌移植除了用于治疗常见的肠道疾病外，还可以通过重建患者的肠道菌群来治疗婴儿过敏性结肠炎、难治性诺如病毒肠道感染、复发性耐药性 *Salmonella infantis* 肠道感染和去除患者肠道内的多重耐药菌。对于伴有胃肠道症状的其他疾病，粪菌移植也有较好的疗效，如Liu等给予出院后伴有胃肠道症状的COVID-19患者口服粪菌胶囊，可以有效减轻症状。但是，粪菌移植涉及的环节多，影响因素复杂，其临床推广应用还需要大样本的临床研究数据来支持。

（沈宏辉　王玉莹　赵志强）

参 考 文 献

雷程，吴斌，2020. 2019 版《日本结肠憩室出血和结肠憩室炎治疗指南》结肠憩室炎部分精要及解读. 基础医学与临床，40（11）：1608-1612.

田宏亮，陈启仪，杨波，等，2020. 不同移植途径的菌群移植对慢传输型便秘临床疗效的影响. 中华胃肠外科杂志，23（Z1）：63-68.

徐英春，张曼，2017. 中国成人艰难梭菌感染诊断和治疗专家共识. 协和医学杂志，8（2）：131-138.

Adler E，Tabaa A，Kassam Z，et al，2019. Capsule-delivered fecal microbiota transplant is safe and well tolerated in patients with ulcerative colitis. Dig Dis Sci，64（9）：2452-2454.

Brumbaugh DE，De Zoeten EF，Pyo-Twist A，et al，2018. An intragastric fecal microbiota transplantation program for treatment of recurrent *Clostridium difficile* in children is efficacious, safe, and inexpensive. J Pediatr，194：123-127.

Cheng YW，Phelps E，Ganapini V，et al，2019. Fecal microbiota transplantation for the treatment of recurrent and severe *Clostridium difficile* infection in solid organ transplant recipients：a multicenter experience. Am J Transplant，19（2）：501-511.

Cold F，Browne PD，Günther S，et al，2019. Multidonor FMT capsules improve symptoms and decrease fecal calprotectin in ulcerative colitis patients while treated-an open-label pilot study. Scand J Gastroenterol，54（3）：289-296.

Costello SP，Hughes PA，Waters O，et al，2019. Effect of fecal microbiota transplantation on 8-week remission in patients with ulcerative colitis：a randomized clinical trial. JAMA，321（2）：156-164.

Ding X，Li QQ，Li P，et al，2019. Long-term safety and efficacy of fecal microbiota transplant in active ulcerative colitis. Drug Saf，42（7）：869-880.

El-Salhy M，Hausken T，Gunnar Hatlebakk J，2020. Letter：faecal microbiota transplantation for irritable bowel syndrome-which improvements are required?Aliment Pharmacol Ther，52（11-12）：1752-1753.

El-Salhy M，Hausken T，Hatlebakk JG，2019. Increasing the dose and/or repeating faecal microbiota transplantation（FMT）increases the response in patients with irritable bowel syndrome（IBS）. Nutrients，11（6）：1415.

Fang SJ，Wu S，Ji LN，et al，2021. The combined therapy of fecal microbiota transplantation and laxatives for functional constipation in adults：A systematic review and meta-analysis of randomized controlled trials. Medicine（Baltimore），100（14）：e25390.

Gutin L，Piceno Y，Fadrosh D，et al，2019. Fecal microbiota transplant for Crohn disease：A study evaluating safety, efficacy, and microbiome profile. United European Gastroenterol J，7（6）：807-814.

Haifer C，Paramsothy S，Borody TJ，et al，2021. Long-term bacterial and fungal dynamics following oral lyophilized fecal microbiota transplantation in *Clostridioides difficile* infection. mSystems，6（1）：e00905-e00920.

Haifer C，Saikal A，Paramsothy R，et al，2020. Response to faecal microbiota transplantation in ulcerative colitis is not sustained long term following induction therapy. Gut，70（11）：2210-2211.

He Z，Li P，Zhu JG，et al，2017．Multiple fresh fecal microbiota transplants induces and maintains clinical remission in Crohn's disease complicated with inflammatory mass．Sci Rep，7（1）：4753．

Herfarth H，Barnes EL，Long MD，et al，2019．Combined endoscopic and oral fecal microbiota transplantation in patients with antibiotic-dependent pouchitis：Low clinical efficacy due to low donor microbial engraftment．Inflamm Intest Dis，4（1）：1-6．

Hourigan SK，Ahn M，Gibson KM，et al，2019．Fecal transplant in children with *Clostridioides difficile* gives sustained reduction in antimicrobial resistance and potential pathogen burden．Open Forum Infect Dis，6（10）：ofz379．

Ianiro G，Murri R，Sciumè GD，et al，2019．Incidence of bloodstream infections，length of hospital stay，and survival in patients with recurrent *Clostridioides difficile* infection treated with fecal microbiota transplantation or antibiotics：a prospective cohort study．Ann Intern Med，171（10）：695-702．

Jalanka J，Hillamaa A，Satokari R，et al，2018．The long-term effects of faecal microbiota transplantation for gastrointestinal symptoms and general health in patients with recurrent *Clostridium difficile* infection．Aliment Pharmacol Ther，47（3）：371-379．

Jiang ZD，Ajami NJ，Petrosino JF，et al，2017．Randomised clinical trial：faecal microbiota transplantation for recurrent Clostridum difficile infection-fresh，or frozen，or lyophilised microbiota from a small pool of healthy donors delivered by colonoscopy．Aliment Pharmacol Ther，45（7）：899-908．

Karjalainen EK，Renkonen-Sinisalo L，Satokari R，et al，2021．Fecal microbiota transplantation in chronic pouchitis：a randomized，parallel，double-blinded clinical trial．Inflamm Bowel Dis，27（11）：1766-1772．

Kousgaard SJ，Michaelsen TY，Nielsen HL，et al，2020．Clinical results and microbiota changes after faecal microbiota transplantation for chronic pouchitis：a pilot study．Scand J Gastroenterol，55（4）：421-429．

Leonardi I，Paramsothy S，Doron I，et al，2020．Fungal trans-kingdom dynamics linked to responsiveness to fecal microbiota transplantation（FMT）therapy in ulcerative colitis．Cell Host Microbe，27（5）：823-829．

Li QQ，Ding X，Liu YJ，et al，2021．Fecal microbiota transplantation is a promising switch therapy for patients with prior failure of Infliximab in Crohn's disease．Front Pharmacol，12：658087．

Li X，Gao X，Hu H，et al，2018．Clinical efficacy and microbiome changes following fecal microbiota transplantation in children with recurrent *Clostridium difficile* infection．Front Microbiol，9：2622．

Liu SX，Li YH，Dai WK，et al，2017．Fecal microbiota transplantation induces remission of infantile allergic colitis through gut microbiota re-establishment．World J Gastroenterol，23（48）：8570-8581．

Mańkowska-Wierzbicka D，Stelmach-Mardas M，Gabryel M，et al，2020．The effectiveness of multi-session FMT treatment in active ulcerative colitis patients：a pilot study．Biomedicines，8（8）：268．

Monaghan TM，Pučić-Baković M，Vučković F，et al，2019．Decreased complexity of serum N-glycan structures associates with successful fecal microbiota transplantation for recurrent *Clostridioides difficile* infection．Gastroenterology，157（6）：1676-1678．

Nishida A，Imaeda H，Inatomi O，et al，2019．The efficacy of fecal microbiota transplantation for patients with chronic pouchitis：a case series．Clin Case Rep，7（4）：782-788．

Paramsothy S，Kamm MA，Kaakoush NO，et al，2017．Multidonor intensive faecal microbiota transplantation for active ulcerative colitis：a randomised placebo-controlled trial．Lancet，389（10075）：1218-1228．

Paramsothy S，Nielsen S，Kamm MA，et al，2019．Specific bacteria and metabolites associated with response to fecal microbiota transplantation in patients with ulcerative colitis. Gastroenterology，156（5）：1440-1454.

Quinn KP，Urquhart SA，Janssens LP，et al，2021. Primary sclerosing cholangitis-associated pouchitis：a distinct clinical phenotype. Clin Gastroenterol Hepatol，S1542-3565（21）00107-5.

Quraishi MN，Shaheen W，Oo YH，et al，2020. Immunological mechanisms underpinning faecal microbiota transplantation for the treatment of inflammatory bowel disease. Clin Exp Immunol，199（1）：24-38.

Quraishi MNN，Yalchin M，Blackwell C，et al，2019. STOP-Colitis pilot trial protocol：a prospective，open-label，randomised pilot study to assess two possible routes of faecal microbiota transplant delivery in patients with ulcerative colitis. BMJ Open，9（11）：e030659.

Rode AA，Chehri M，Krogsgaard LR，et al，2021. Randomised clinical trial：a 12-strain bacterial mixture versus faecal microbiota transplantation versus vancomycin for recurrent *Clostridioides difficile* infections. Aliment Pharmacol Ther，53（9）：999-1009.

Roshan N，Clancy AK，Borody TJ，2020. Faecal microbiota transplantation is effective for the initial treatment of *Clostridium difficile* infection：a retrospective clinical review. Infect Dis Ther，9（4）：935-942.

Schierová D，Březina J，Mrázek J，et al，2020. Gut microbiome changes in patients with active left-sided ulcerative colitis after fecal microbiome transplantation and topical 5-aminosalicylic acid therapy. Cells，9（10）：2283.

Selvig D，Piceno Y，Terdiman J，et al，2020. Fecal microbiota transplantation in pouchitis：clinical，endoscopic，histologic，and microbiota results from a pilot study. Dig Dis Sci，65（4）：1099-1106.

Sokol H，Landman C，Seksik P，et al，2020. Fecal microbiota transplantation to maintain remission in Crohn's disease：a pilot randomized controlled study. Microbiome，8（1）：12.

Sood A，Mahajan R，Singh A，et al，2019. Role of faecal microbiota transplantation for maintenance of remission in patients with ulcerative colitis：a pilot study. J Crohns Colitis，13（10）：1311-1317.

Sood A，Singh A，Mahajan R，et al，2020. Acceptability，tolerability，and safety of fecal microbiota transplantation in patients with active ulcerative colitis（AT&S Study）. J Gastroenterol Hepatol，35（3）：418-424.

Stallmach A，Lange K，Buening J，et al，2016. Fecal microbiota transfer in patients with chronic antibiotic-refractory pouchitis. Am J Gastroenterol，111（3）：441-443.

Sunkara T，Rawla P，Ofosu A，et al，2018. Fecal microbiota transplant-a new frontier in inflammatory bowel disease. J Inflamm Res，11：321-328.

Wang H，Cui B，Li Q，et al，2018. The safety of fecal microbiota transplantation for Crohn's disease：Findings from a long-term study. Adv Ther，35（11）：1935-1944.

Wang YZ，Ren RR，Sun G，et al，2020. Pilot study of cytokine changes evaluation after fecal microbiota transplantation in patients with ulcerative colitis. Int Immunopharmacol，85：106661.

Xiang LY，Ding X，Li QQ，et al，2020. Efficacy of faecal microbiota transplantation in Crohn's disease：a new target treatment? Microb Biotechnol，13（3）：760-769.

Yilmaz B，Juillerat P，et al，2019. Microbial network disturbances in relapsing refractory Crohn's disease. Nat Med，25（2）：323-336.

第11章

粪菌移植治疗代谢性疾病

随着西方化饮食和现代化进程，代谢综合征及其后遗症患病人数逐年增加，成为这个时代最紧迫的全球健康问题之一。代谢综合征是一组症状，定义为胰岛素抵抗、血脂异常、高血压和腹围增加，这些症状与糖尿病和心血管疾病的发展密切相关。代谢综合征的肝脏表现是非酒精性脂肪性肝病（NAFLD），其血管表现是动脉粥样硬化。研究显示，微生物群通过破损肠黏膜系统易位到血流和靶器官，如动脉粥样硬化中的血管壁、非酒精性脂肪性肝炎中的肝脏和炎症性肠病中的肠系膜脂肪组织等，引起机体组织器官的炎性反应，加重患者的疾病状态。另外，肠道微生物产生的信号分子能够影响肠道完整性、免疫系统和宿主饱腹感，并可能影响宿主的代谢表型。

第一节 肥 胖 症

一、肥胖与肠道菌群的联系

肥胖是一种复杂的疾病，是体内脂肪尤其是甘油三酯积聚过多而导致的一种状态。肥胖和超重的主要原因是摄入和消耗的能量不平衡，食物摄入过多或机体代谢的改变而导致体内脂肪积聚过多，造成体重过度增长并引起人体病理、生理改变或潜在疾病。除此之外，风险因素如总能量消耗、身体活动水平、食物摄入量、遗传学、社会经济地位或教育水平等也可能造成肥胖症。人体肠道寄生着数亿细菌，主要聚集在结、盲肠，肠道菌群失调将导致有益菌群减少，有害菌群增加，细菌本身及其产生的代谢物打破机体肠道的生态平衡，加重了包括肥胖、糖尿病、非酒精性脂肪肝在内的多种代谢性疾病的发生。近年来研究显示，肥胖人群肠道菌群与正常人群细菌分布存在差异，同时菌群失调也反作用导致肥胖的加重。相关研究表明，高脂高糖饮食会降低肠道菌群多样性，其中拟杆菌比例下降、厚壁菌比例增加，肠道中乳酸菌、双歧杆菌和肠球菌等益生菌的数量显著减少。

维持肠道菌群的异质性及稳定性对于宿主健康至关重要，多样性和微生物群落结构的改变可能会影响宿主代谢，导致肥胖（表11-1）。低细菌丰度被认为是肥胖的危险因素，最常见的是产生短链脂肪酸（SCFA）如丁酸盐菌群的减少。研究还发现，肥胖患者理研菌科、克里斯滕森氏科、双歧杆菌、颤螺旋菌属、艾克曼菌属的丰度减少。双歧杆菌与SCFA升高、脂多糖（LPS）的降低和肠道屏障功能改善相关；克里斯滕森氏科、艾克曼菌属都与较低的内脏脂肪量相关；艾克曼菌属是一种黏液降解微生物，与肥胖人群更健康的代谢状态具有相关性。某些特定的肠道菌群增加也会增加肥胖症发生率，如红蝽菌科、韦荣球菌科和产碱杆菌科等。体重指数（BMI）升高的受试者中罗氏菌属的丰度增加，杜氏真杆菌与内脏脂肪量呈正相关。包括梭杆菌属、埃希菌-志贺菌属、假单胞菌属和弯曲杆菌在内的革兰氏阴性菌都普遍存在于肥胖症中。

表 11-1　超重肥胖人群及减肥术后人群肠道微生物群的差异

组别	微生物群的改变
超重（BMI≥25，＜30）	↑罗氏菌属
肥胖（BMI≥30）	↓理研菌科、克里斯滕森菌科、双歧杆菌、颤螺菌属、嗜黏蛋白阿克曼菌、普氏栖粪杆菌
	↑普雷沃氏菌科、红蝽菌科、韦荣球菌科、产碱杆菌科、细长真杆菌、梭形杆菌属、假单胞菌属、弯曲杆菌属
肥胖儿童和超重妇女	↑金黄色酿脓葡萄球菌
减肥手术	↑变形菌门亚群、埃希杆菌属、克雷伯杆菌属、假单胞菌属；↓拟杆菌门、产甲烷菌
减肥术后6个月	↑链球菌科、韦荣球菌科；↓双歧杆菌科

二、粪菌移植治疗肥胖的机制

粪菌移植可操纵肠道微生物组的组成，加强肠道屏障、抑制病原体、调节免疫系统。大量研究表明，两种优势细菌（拟杆菌和厚壁菌）相对水平的改变与肥胖有关，即肥胖个体中拟杆菌的丰度较低，而厚壁菌的丰度较高。粪菌移植可改变肠道微生物群的构成，通过调节细菌胆汁盐水解酶（BSH）减少TBMCA和FXR，减轻体重，降低血浆胆固醇和肝脏三酰甘油水平。此外，粪菌移植可通过刺激抗菌肽的分泌抑制有害菌的生长，通过增加紧密连接和促进黏蛋白的产生来增强肠道屏障。粪菌移植增加产SCFA的微生物丰度，激活G蛋白偶联受体GPR43，并触发胰高血糖素样肽GLP-1和GLP-2的分泌，改善空腹血糖和影响胰岛素敏感性，最终达到降低体重的目的。FMT还可能通过单核/巨噬细胞Toll样受体4（TLR4）介导免疫调节，触发NF-κB、丝裂原活化蛋白激酶（MAPK）、信号传感器和转录激活因子（STAT）的激活，介导炎症细胞因子的分泌，促进免疫细胞的增殖和分化，改善肠道和宿主的炎症状态从而减轻体重。

肠道菌群产生的SCFA与体重和肥胖的减少有关，SCFA通过激活诱导肽酪氨酸-酪氨酸的分泌，刺激中枢神经系统降低宿主食欲；还能够启动脂肪细胞中瘦素的表达，瘦素作用于下丘脑，抑制神经肽Y的释放，减少食物的摄入，并促进宿主代谢的增强，从而增加能量消耗。丁酸盐可激活AMP激活蛋白激酶、增加ATP消耗、诱导过氧化物酶体增殖物激活PGC-1活性、增强线粒体活性减少肥胖；还可通过增加胰高血糖素样肽-1（GLP-1）、葡萄糖依赖性促胰岛素多肽（GIP）和胃肠肽类激素酪酪肽（PYY）的血浆水平来引起宿主的厌食反应，从而减少能量摄入。胆汁酸解偶联是通过肠道菌群中的胆汁酸水解酶催化，肠道菌群参与了胆汁酸的代谢，加强了其作为脂质代谢中心调节剂的作用，有助于宿主肥胖的进展。

肥胖与肠道黏膜屏障功能障碍有关，肥胖患者肠道黏膜的渗透性增加及全身LPS水平上升、黏膜内层的破坏使肠道毒素易位，导致代谢性内毒素血症及低度炎症反应、自身免疫、氧化应激，从而影响脂质代谢的紊乱。艾克曼菌对于肠道上皮细胞的稳定发挥重要作用，双歧杆菌也可以降低血清LPS水平、减少肠道渗漏，罗氏菌属及普氏粪杆菌可以提供防止细菌易位的保护能力。肥胖也与低度炎症反应状态有关，肥胖症脂肪细胞中表达TNF-α增强。肠道菌群可通过产生过多的LPS加剧低度炎症，脂肪与三酰甘油结合所形成的乳糜微粒对LPS具有高亲和力，促进LPS进入宿主体内循环，随后被识别并触发免疫炎症反应，诱导TNF-α、IL-1、IL-6的释放。LPS也被认为在瘦素抵抗的宿主中发挥作用，导致食欲过盛、体重增加，进一步增加脂肪摄入量（图11-1）。

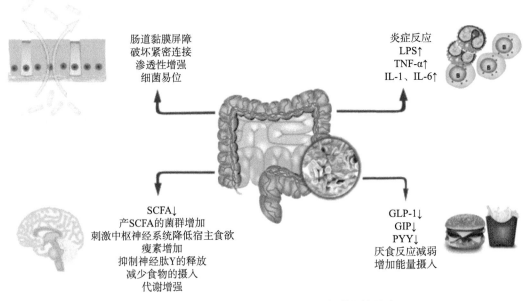

肠道黏膜屏障
破坏紧密连接
渗透性增强
细菌易位

炎症反应
LPS↑
TNF-α↑
IL-1、IL-6↑

SCFA↓
产SCFA的菌群增加
刺激中枢神经系统降低宿主食欲
瘦素增加
抑制神经肽Y的释放
减少食物的摄入
代谢增强

GLP-1↓
GIP↓
PYY↓
厌食反应减弱
增加能量摄入

图 11-1　肥胖宿主体内肠道微生物及代谢物的影响

目前研究已确定，人类荷尔蒙改变（例如，肽YY和生长素释放肽）会降低食欲，丁酸盐可通过抑制NF-κB减少炎症，其对宿主胰岛素敏感性和免疫力存在有益影响。此外，一些细菌菌株及其代谢物可能通过迷走神经刺激直接或通过免疫神经内分泌机制间接靶向大脑。因此，肠道微生物群正成为新的抗肥胖疗法的目标。目前改变肠道微生物群以治疗肥胖症的潜在疗法包括饮食改变、在饮食中补充影响细菌生长的益生菌和益生元化合物，以及使用粪菌移植，将健康个体的肠道微生物群引入肥胖患者肠道中。

三、粪菌移植治疗肥胖

肥胖相关的微生物群会改变宿主能量收集、胰岛素抵抗、炎症和脂肪沉积。此外，肠道微生物群还可以调节新陈代谢、肥胖和能量平衡，以及中枢食欲和食物奖励信号，它们共同在肥胖中发挥着至关重要的作用（图11-2）。FMT能够改善肥胖患者肠道炎症和菌群失调状态，改善脂质代谢和胰岛素抵抗，进而改善机体能量消耗结构，减轻体重。

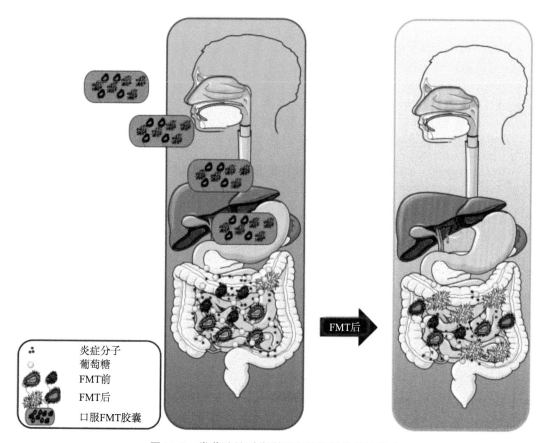

图 11-2　粪菌移植对代谢改变的肥胖患者的影响

（一）肠道菌群调控间歇性禁食疗法治疗肥胖症

肠道微生物代谢产物激活白色脂肪褐色变是治疗肥胖症和相关代谢疾病的一种很有前景的疗法。哺乳动物（包括人类和小鼠）具有两种截然不同的脂肪，白色脂肪（white adipose tissue，WAT）和棕色脂肪（brown adipose tissue，BAT）。白色脂肪负责储存多余的热能以备不时之需，棕色脂肪细胞会燃烧脂肪将其转变为热量。人体内的棕色脂肪分为两类，典型棕色脂肪（brown adipose）和第三类脂肪细胞（米色脂肪细胞，beige adipose）。白色脂肪以三酰甘油的形式储存能量，并且根据它们在体内的位置，可能对健康产生负面影响，如导致肥胖、胰岛素抵抗、代谢综合征和2型糖尿病。棕色脂肪细胞的形态和功能有所不同，能够燃烧储存为脂肪的能量，同时消耗葡萄糖。米色脂肪细胞也能燃烧能量，可以嵌入在白色脂肪组织中。利用非颤抖的产热可以重新建立能量平衡，从而抵消能量摄入增加的影响，该过程主要由解偶联蛋白1（uncoupling protein 1，UCP1）的产热活性介导，主要存在于棕色脂肪细胞和米色脂肪细胞中。有研究揭示了间歇性禁食疗法（every other day fasting，EODF）过程中的腹股沟白色脂肪明显的灰褐色变，EODF诱导代谢综合征改善的机制可能至少部分归因于白色脂肪灰褐色变导致产热增加。此外，与肠道微生物群在诱导肥胖中的重要作用一致，将EODF疗法后的微生物群移植到患病小鼠体内可以重现EODF方案的效果，并且EODF未能进一步改善微生物群耗尽小鼠的肥胖相关疾病，说明EODF诱导白色脂肪褐变依赖于肠道微生物群。EODF显示出选择性激活米色脂肪的作用是通过重塑肠道微生物群导致醋酸和乳酸增加对Beige脂肪的刺激产生的。此外，EODF还显著改善了肥胖小鼠模型中的代谢综合征。这种EODF为主结合肠道微生物群的新治疗方案，为肥胖及其相关的代谢综合征的治疗提供了一种新的方案。

（二）运动改善菌群失调的减重作用

为了保持体重，通过食物摄入和吸收的能量必须与体力活动、基础代谢和适应性产热所消耗的能量相匹配。"能量输入"平衡的改变导致肥胖，三酰甘油储存在白色脂肪组织中，是最有效的能量储存方式，同时也是最直接的肥胖因素。运动引起的压力会激活下丘脑-垂体-肾上腺轴，并导致各种激素（如促肾上腺皮质激素、去甲肾上腺素和血清素）的释放，从而影响胃肠环境并改变肠道微生物群。

运动通过三种可能的单独或联合作用机制减少餐后血脂：①减少肠道中乳糜微粒（chylomicron，CM）的浓度；②通过运动介导富含三酰甘油（triglyceride，TG）的脂蛋白［VLDL和（或）CM］的清除；③肝脏极低密度脂蛋（very low density lipoprotein，VLDL）分泌减少。运动可减少肠道炎症反应的发生，增加肠道淋巴细胞中的抗氧化酶（谷胱甘肽过氧化物酶和过氧化氢酶）、抗炎细胞因子（IL-10）和抗凋亡蛋白（Bcl-2）。运动会降低TNF-α、促凋亡蛋白（半胱天冬酶）和促炎细胞因子（IL-17），这表明运动可以调节肠道免疫反应，降低超氧化物阴离子产生，这反过来又降低活性氧（ROS）生成和一氧化氮（NO）的生物利用度。

运动也可以减少人体肠道转运时间、改变粪便稠度，这已被证明与人体肠道微生物强烈相关。值得注意的是，体育活动的类型对肠道菌群有不同的影响，一些中等强度的运动会减少肠道转运（时间）并增加微生物群的多样性，而剧烈（长时间）运动可能会增加肠道通透性，导致结肠细菌移位、腹泻和胃肠道出血。运动越剧烈，血流变化导致代谢物去除和营养物质输送越不足，屏障破坏就越严重。虽然长时间的剧烈运动会导致肠道通透性受损，但已发现训练有素的运动员血液内毒素水平较低，表明长期体育锻炼可以改善肠道屏障的完整性。完整的肠道屏障有助于分解多余的食物，增加粪便稠度，增加机体能量的排出，达到减肥的目的。

（三）粪菌移植联合益生菌辅助修复肠屏障系统

在使用FMT治疗肥胖时，可以结合饮食共同影响肠道微生态系统。肠道微生物群谱受到短期和长期食物摄入习惯的严重影响，饮食摄入量的急剧改变会引起肠道微生物群组成的部分变化，长期饮食习惯的改变与肠型、微生物组成和菌群丰富度密切相关。另外，肠道微生物群可能与特定的饮食模式有关，并对饮食做出反应。地中海饮食和高纤维低脂饮食有利于益生菌生长，改善肠道菌群分布，稳定肠微生态系统。

此外，有益微生物，如益生菌及其代谢物，会改变微生物群分布，从而影响代谢参数。益生菌是活的微生物，当摄入足够量时，可以为个人的健康带来益处。对健康有益的主要益生菌菌株包括乳杆菌、双歧杆菌、酵母等。肠道屏障具有通透性，通常由紧密连接蛋白和肠上皮细胞之间的黏附调节，从而形成一个屏障，防止细菌、毒素和肠腔产物到达血液循环系统，由于肠道屏障的破坏，LPS 易位到循环中可能会引发炎症，导致各种疾病的发展，如肥胖症和糖尿病。益生菌有助于改善肠腔环境，修复肠黏膜系统的完整性。闭合蛋白（occludin）是完整的膜蛋白，对紧密连接至关重要，黏附蛋白参与细胞间黏附以及细胞通讯，高脂肪降低了 E- 钙黏蛋白的表达而增加了闭合蛋白的表达。occludin 表达的增加并不意味着完整的紧密连接，可能是由炎症因子（COX-2）诱导的损伤引起的代偿性表达。因此改善高脂高糖饮食习惯、增加益生菌的补充，有助于改善肠微生态系统，改善肥胖综合征。

四、粪菌移植相关问题

深入了解各种肠道微生物之间的功能和相互作用，有助于更好地了解哪些病例会对 FMT 产生反应，哪些不会，这仍然是一个至关重要的问题。此外，不仅需要关注 FMT 应该注入哪些微生物的问题，还有需要多少物种或菌株才能有效改变肠道微生物群的问题。迄今为止的研究主要限于属和种比较，并没有阐明供体微生物群在何种程度上定植到受体肠道。

FMT 的首选递送方式是结肠镜检查，除此之外，胶囊是一种更为方便有效的方式。每周通过封装冷冻 FMT 胶囊口服治疗，对于肥胖成人来说是安全且可耐受的，并且研究显示，在不使用抗生素或肠道清洁剂的情况下口服 FMT 胶囊可导致大多数受者的肠道微生物群植入菌定植至少 12 周时间，延长的定植周期有利于 FMT 菌群改善肥胖患者肠道微生态系统，进而改善肥胖的症状。

FMT 代表了肥胖患者未来的潜在治疗选择，根据调查显示，大多数受访者将 FMT 视为一种替代治疗选择，即使在根据合并症和身体限制评估为中等疾病负担的人群中也是如此。人们对可能的传染性病原体的传播以及 FMT 本身的卫生实施感到担忧。当前，FMT 确实面临多种挑战，例如，移植后的多种风险（如感染）、不良后果（微生物群相关疾病的风险增加，如新发肥胖）以及受者和医师的信任关系等。因此，分离特定细菌菌株以生产新型益生菌可能是一种更安全、更有效的治疗方法。

第二节　糖　尿　病

一、糖尿病与菌群失调

糖尿病（diabetes mellitus，DM）是一种慢性疾病，由胰岛素的遗传性或获得性缺乏或身体无法充分利用产生的胰岛素引起。在糖尿病的自然进程中都会经历相当长时间的已存在的相关病理生理改变，如自身免疫抗体阳性、胰岛素抵抗（insulin resistance，IR）、胰岛 B 细胞功能缺陷但糖耐量正常，到出现糖调节受损（IGR），包括空腹血糖调节受损（IFR）和糖耐量减低（IGT），最后发展为糖尿病。糖尿病主要分为 1 型糖尿病（type 1 diabetes mellitus，T1DM）、2 型糖尿病（type 2 diabetes mellitus，T2DM）和妊娠糖尿病（gestational diabetes mellitus，GDM），受影响的人必须定期管理他们的生活方式。肥胖是糖尿病发展的最重要诱因之一。糖尿病患者微生物群的主要特征是产丁酸菌群减少（尤其是肠道玫瑰菌和普拉梭菌）；中度肠微生态失调；促炎环境、参与氧化应激的微生物基因表达增加、参与维生素合成的基因表达减少、血清脂多糖（LPS）浓度增加；肠通透性增加。由肠道微生物群与环境和遗传因素相互作用引起的糖尿病患者的生态失调导致肠道通透性增加和黏膜免疫反应改变，这可能导致是糖尿病发展或恶化的重要原因之一。微生物群与免疫系统之间相互作用，革兰氏阴性菌的LPS可以通过激活Toll样受体和诱导炎症细胞因子的释放来刺激失活的免疫系统。此外，LPS促进核因子Kappa-B和c-Jun N端激酶途径的激活，这两种途径都与胰岛素抵抗的发展和肌肉、脂肪、肝脏组织中的胰岛素信号传导缺乏有关。

二、粪菌移植治疗糖尿病的机制

肠道菌群利用短链脂肪酸产能，这涉及膳食纤维、蛋白质和肽的厌氧分解。结肠细菌产生最多的是乙酸盐、丙酸盐和丁酸盐。乙酸和丙酸主要由拟杆菌产生，而丁酸由厚壁菌产生。丁酸盐通过刺激胰高血糖素（glucagon-like peptide-1，GLP-1）等肽的分泌和减少脂肪细胞的炎症状态来改善胰岛素敏感性和分泌。

研究发现，吲哚丙酸可能是T2DM的生物标志物，血清吲哚丙酸浓度降低是T2DM患者的特异性改变。肠道菌群利用色氨酸合成吲哚丙酸，吸收后可防止氧化应激及炎症反应进而改善葡萄糖代谢。健康宿主肠道菌群通过产生吲哚丙酸刺激肠道内分泌细胞分泌GLP-1，并且阻碍K^+通道，从而改变L型Ca^{2+}通道的动作电位特性，导致Ca^{2+}流入量的增加进一步触发GLP-1的释放。吲哚丙酸还可阻断NADH脱氢酶，减少抑制GLP-1作用的ATP生成。GLP-1具有保护胰岛细胞作用，促进胰岛素基因转录、胰岛素的合成和分泌并刺激胰岛细胞的增殖和分化，抑制胰岛细胞的凋亡，抑制胰高血糖素的释放，降低血糖。

从蛋白质中获得的支链氨基酸（BCAA）在葡萄糖和蛋白质的代谢中起着重要的作用，BCAA水平与T2DM呈正相关。肠道菌群的改变可以影响蛋白质的分解以及血浆中BCAA的水平。有研究指出，雷沃氏菌和普通拟杆菌是生物合成BCAA的主要物种，BCAA水平的升高与胰岛素敏感性的下降具有相关性。BCAA中的亮氨酸通过激活雷帕霉素和S6激酶以及连接磷与胰岛素受体底物1的丝氨酸氨基酸来终止胰岛素信号，降低胰岛素敏感性。

T2DM伴随着肠道渗透性的增加导致代谢性内毒血症，已经证实拟杆菌数量的增多可以上调肠道ZO-1的表达，减轻LPS的产生，缓解内毒素血症，肠黏膜渗透性降低（图11-3）。嗜黏蛋白-艾克曼菌可改善葡萄糖代谢，肝黄素单加氧酶3（flavin-containing monooxygenase 3，FMO3）可以负向调控高血糖的发生，而嗜黏蛋白-艾克曼菌可以下调FMO3的表达。嗜黏蛋白-艾克曼菌还可提升二棕榈酰磷脂酰甘油（DPPG）和二酰甘油（DAG）的水平，增加脂肪组织中脂肪酸的氧化作用，促进脂肪分解作用，减轻肥胖症而改善T2DM。此外，嗜黏蛋白-艾克曼菌通过活化AMP依赖的蛋白激酶作用减轻肠黏膜的通透性。罗氏弧菌可促进细胞因子IL-22的释放，改善T2DM的症状，减轻胰岛素抵抗，增加胰岛素敏感性。

益生菌的摄入可以积极调节肠道微生物群，导致糖分解发酵、SCFA的产生增加，并改善肠道屏障的功能。其增加的SCFA与GLP-1的释放有关，对饱腹感、饥饿感、胰岛素敏感性具有重要影响，还可以改善肠道屏障功能。因此，肠道屏障功能的增强可能会减少细菌和LPS的易位，从而减少促炎标志物IL-6、TNF，并增加抗炎标志物IL-10的分泌（图11-4）。

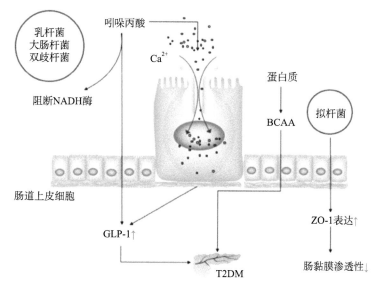

图 11-3 T2DM 体内肠道微生物及其代谢物的影响

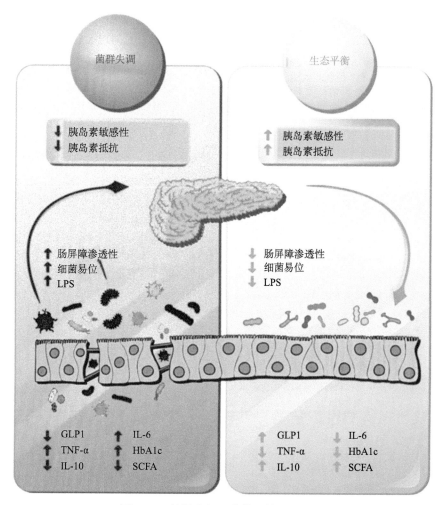

图 11-4 糖尿病与肠道菌群的作用关系

三、粪菌移植调节肠道稳态治疗糖尿病

（一）FMT调节肠道炎症反应

肠道16S核糖体RNA焦磷酸测序检测正常小鼠和糖尿病小鼠粪便菌群，显示糖尿病小鼠肠道微生物菌种丰富度和多样性减少，代谢水平改变，表现出严重的肠道炎症、菌群失调。虽然在人群中饮食、居住环境、人种差异都会影响微生物菌群的分布，但16S核糖体RNA测序依旧显示现代高脂肪饮食加重了肠道负担，加剧了糖尿病病情的进展。FMT有助于改善肠道菌落分布，增强肠上皮细胞的紧密连接，预防有害菌及其代谢产物对肠道系统的侵害。另外，食用富含双歧杆菌、乳酸菌等益生菌可激活肠道免疫细胞，调节抗炎与炎症因子的表达，达到降低血清炎症因子浓度，改善内毒素血症，降低血脂LDL-C、TC、TG水平，降低血糖，增加胰岛素敏感性，改善肠屏障系统的作用（表11-2，表11-3）。

表11-2　不同益生菌菌株对2型糖尿病参数的影响（动物模型）

益生菌	实验分组	剂量/持续时间	益生菌治疗后的主要发现（益生菌组与安慰剂组比较）
干酪乳杆菌 CCFM419	32只雄性小鼠（C57BL/6J）分为四组：正常饮食的小鼠；糖尿病对照组；吡格列酮组；CCFM419组	8×10^{10}CFU/ml，12周	↓FBG；↓PBG；↓HbA1c；↓瘦素水平；↓HOMA-IR；↓血清胰岛素水平；↑葡萄糖耐量；↑SCFA；受损胰腺的改善 调整正常的HDL-C和LDL-C水平
植物乳杆菌 Ln4	雄性C57BL/6J小鼠，分为三组（每组5～7只小鼠）：喂食正常食物、高脂肪饮食（HFD）和Ln4	5×10^{8}CFU/ml，8周	↑胰岛素抵抗 ↓FPG ↓总TG
鼠李糖乳杆菌 嗜酸乳杆菌 双歧杆菌	动物［雄性瑞士小鼠（每组$n=$6）］分为两组：第一组吃食物；第二组高脂肪饮食（HFD）	每个菌株6×10^{8}CFU，细菌终浓度为1.8×10^{9}CFU，每天1次，共5周	↓TNF-α；↓IL-6；↓血浆LPS；↓TLR4；↓JNK；↓IRS-1；↓IL-1β
干酪乳杆菌 CCFM419	48只3周大的雄性C57BL/6J小鼠：8只小鼠喂食正常饮食，其他小鼠喂食高脂肪饮食	10^{10}CFU/ml、10^{9}CFU/ml、10^{8}CFU/ml，从第1周到第12周，每天1次	↑IL-6 ↑TNF-α ↑GLP-1 ↑拟杆菌
副干酪乳杆菌 TD062	每组$n=8$ 糖尿病组：患有糖尿病并用生理盐水治疗的大鼠 高剂量组：糖尿病大鼠，用10^{9}CFU/ml治疗 治疗高剂量组：糖尿病大鼠，用10^{8}CFU/ml治疗 治疗低剂量组：糖尿病小鼠，用10^{7}CFU/ml治疗	10^{9}CFU/ml（高剂量） 10^{8}CFU/ml（中剂量） 10^{7}CFU/ml（低剂量） 所有剂量为8周	↓胰岛素水平 ↓HbA1c ↑葡萄糖耐量 ↑HDL-C 标准化的TC、LDL-C和TG

续表

益生菌	实验分组	剂量/持续时间	益生菌治疗后的主要发现（益生菌组与安慰剂组比较）	
布拉氏酵母菌	每组 $n=6\sim12$：对照组；糖尿病组；对照组＋布拉氏酵母菌组；糖尿病组＋布拉氏酵母菌组	0.5×10^8CFU/d，8周	↓控制血糖；↓TG；对胆固醇没有影响；↓IL-6；↑IL-10	
植物乳杆菌 MTCC5690 发酵乳杆菌 MTCC5689 鼠李糖乳杆菌 LGG	动物［雄性 C57BL/6J 小鼠（每组 $n=6$）］，由七组组成，包括以下食物为食：正常；颗粒饲料（NPD）；高脂肪饮食（HFD）；带 LGG 的 HFD；带有 MTCC5690 的 HFD；带有 MTCC5689 的 HFD；HFD 与二甲双胍；HFD 与维格列汀	1.5×10^9CFU/d。为期6个月	植物乳杆菌 MTCC5690	↑GLP-1 ↓肠道通透性
			发酵乳杆菌 MTCC5689	↓IR ↓糖尿病的发展
			鼠李糖乳杆菌 LGG	↓HbA1c ↑葡萄糖耐量

注：↓减少；↑增加；FBG：空腹血糖；PBG：餐后血糖；HbA1c：糖化血红蛋白A1c；HOMA-IR：稳态模型评估-估计胰岛素抵抗；SCFA：短链脂肪酸；HDL-C：高密度脂蛋白胆固醇；LDL-C：低密度脂蛋白胆固醇；FPG：空腹血糖；TG：三酰甘油；TNF-α：肿瘤坏死因子-α；IL-6：白细胞介素-6；LPS：脂多糖；TLR4：Toll样受体4；JNK：c-Jun N-末端激酶；IRS-1：胰岛素受体底物1；IL-1β：白细胞介素-1β；IL-10：白细胞介素-10；GLP-1：胰高血糖素样肽1；IR：胰岛素抵抗；TC：总胆固醇；CFU：菌落形成单位

表11-3　不同益生菌菌株对2型糖尿病参数的影响（临床试验）

益生菌	治疗分组	剂量/持续时间	益生菌候选物治疗后的主要发现（益生菌组与安慰剂组相比）
干酪乳杆菌	20人2型糖尿病	1×10^8CFU/g，8周	↓FBG ↓IC ↓IR
Multiprobiotic-"Symbiter"（14个益生菌属的浓缩生物量：双歧杆菌、乳杆菌、乳球菌、丙酸杆菌）	53人2型糖尿病	乳杆菌＋乳球菌（6×10^{10}CFU/g）双歧杆菌（1×10^{10}CFU/g）丙酸杆菌（3×10^{10}CFU/g）醋杆菌（1×10^6CFU/g）共8周	↓TNF-α ↓IL-1β ↓IL-6 ↓HOMA-IR ↓HbA1c
罗伊氏乳杆菌 DSM 17938	46人2型糖尿病	10^{10}CFU/g 12周	↑ISI ↑DCA 在基线微生物多样性较高的亚组中
7 种活的乳酸杆菌、双歧杆菌和链球菌菌株	30人2型糖尿病	嗜酸乳杆菌（2×10^9CFU）干酪乳杆菌（7×10^9CFU）鼠李糖乳杆菌（1.5×10^9CFU）保加利亚乳杆菌（2×10^8CFU）短双歧杆菌（3×10^7CFU）长双歧杆菌（1×10^9CFU）嗜热链球菌（1.5×10^9CFU）6周	↑HDL-C ↓FPG

续表

益生菌	治疗分组	剂量/持续时间	益生菌候选物治疗后的主要发现（益生菌组与安慰剂组相比）
干酪乳杆菌	68人2型糖尿病	4×10^{10}CFU，16周	部分改善了2型糖尿病患者的肠道菌群失调
嗜酸乳杆菌La 5 双歧杆菌Bb-12	64人2型糖尿病	嗜酸乳杆菌La 5（7×10^{6}CFU/d） 乳双歧杆菌Bb-1（6×10^{6}CFU/d） 各6周	↑红细胞SOD ↑GPx ↑TAC ↓FBG ↓HbA1c

注：↓降低；↑升高；FBG：空腹血糖；IC：胰岛素浓度；IR：胰岛素抵抗；TNF-α：肿瘤坏死因子-α；IL-1β：白细胞介素-1β；IL-6：白细胞介素-6；HOMA-IR：稳态模型评估-估计的胰岛素抵抗；HbA1c：糖化血红蛋白A1c；ISI：敏感性指数；DCA：血清水平脱氧胆酸；HDL-C：高密度脂蛋白；FPG：空腹血糖；SOD：超氧化物歧化酶；GPx：谷胱甘肽过氧化物酶；TAC：总抗氧化能力；FBG：空腹血糖

（二）胆汁酸受体调节

高脂高糖饮食导致的高胆固醇血症加重肝脏代谢负担，肠道菌群利用初级胆汁酸合成次级胆汁酸。菌群移植可改善肠道菌群丰度，刺激Cyp8b1蛋白调节亲水性与疏水性胆汁酸的相对含量，决定了胆汁酸池的整体疏水性。在肝脏合成胆汁酸的经典途径中，胆固醇-7α羟化酶是限速酶，甾醇-12α羟化酶（Cyp8b1）决定了全身胆汁酸谱。不同的胆汁酸表现出不同程度的疏水性，其疏水性与电离状态、羟基数量、位置和方向有关。有研究表明，亲水性胆汁酸如牛磺去氧胆酸可以防制炎症，增加胰岛素敏感性；疏水性胆汁酸如脱氧胆酸则增加葡萄糖调节受损危害。胆汁酸受体FXR、TGR5参与脂质、葡萄糖代谢的重要环节，调节疏水胆汁酸池的平衡。其中，FXR刺激胰岛B细胞释放胰岛素，增强脂肪细胞胰岛素敏感性，抑制肝糖原异生；TGR5则刺激肠降糖激素释放，抑制炎症因子产生，增强胰岛素敏感性，增强能量消耗，有利于对抗肥胖型糖尿病。

（三）诱导肠降糖激素的释放

由于肠降糖激素GLP-1的半衰期极其短暂，生理剂量难以用于改善糖尿病病情，GLP-1模拟物及其降解抑制剂的研发有助于肠降糖激素发挥作用，目前已获准用于2型糖尿病的临床治疗，并显现出明显的治疗效果。肠道菌群通过多种途径影响肠降糖激素的释放，T2DM患者肠道菌群紊乱，有害菌落增加而益生菌减少，严重的肠道炎症，SCFA、BAS的缺乏阻碍了肠降糖激素的产生，所以调节肠道菌群平衡、改善肠道微生物环境、促进肠降糖激素释放有望成为治疗糖尿病的新思路。

（四）肠菌调节宿主代谢

越来越多的证据表明，肠道微生物群的组成通过宿主代谢组的改变影响全身代谢。FMT可以逆转与病理状态相关的微生物宿主共代谢失调，研究发现涉及缬氨酸、亮氨酸、异亮氨酸、苯丙氨酸、酪氨酸和色氨酸生物合成的代谢途径与血脂异常密切相关，关于氨基酸衍生的代谢物如何导致疾病的机制研究很少，其中丙酸咪唑是一种微生物产生的氨基酸衍生代谢物，它通过激活mTOR复合物1（mTORC1）来削弱胰岛素信号传导，减少血脂生成。

四、菌群移植的不足

多项研究表明，益生菌有助于改善肠道紊乱，减轻糖尿病病情，因此菌群移植、益生菌群治疗成为现在的研究热点。但是临床研究发现，由于肠道菌群种类繁多、群落数量巨大、影响因素复杂多变、对患者的肠道免疫系统冲击力度大，粪便菌群移植存在许多局限，包括变量方法、安全问题、伦理问题，因此急需建立完整的菌群移植指南，为临床应用提供标准操作方案。

第三节　心血管疾病

心血管疾病（cardiovascular disease，CVD）是一组心脏和血管疾病，包括高血压、冠心病、脑血管疾病、外周血管疾病、心力衰竭、风湿性心脏病、先天性心脏病和心肌病。动脉粥样硬化是心脏病和卒中的主要原因，约占所有心血管疾病死亡人数的50%。最近，肠道菌群失调已被确定为心血管疾病发病机制中需要考虑的重要因素。在早期研究中发现动脉粥样硬化斑块中有细菌DNA的存在，其特征与疾病状态相关的分类群相匹配，并且在具有多种CVD风险因素（包括高血压、血脂异常、胰岛素抵抗和其他代谢表型）的患者中报道了微生物组成的变化。微生物群组成多样性和丰富度的变化是相互关联的，因此目前很难确定微生物变化是驱动疾病状态还是由它们驱动的，但可以确定心血管疾病与肠道微生物存在紧密的联系（图11-5）。

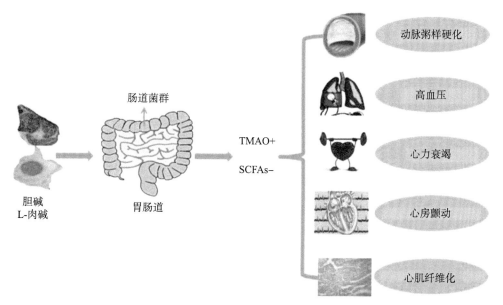

图11-5　肠微生物及其代谢产物作用于心血管系统

一、肠道菌群调节心血管疾病

（一）促进血栓形成

肠道微生物代谢产物参与多种代谢过程，促进血栓形成，加重心血管疾病。红肉、蛋黄和其他动物产品分解为含有三甲胺（TMA），一种有气味的气体的饮食前体胆碱、磷脂酰胆碱和肉碱，肠微生物具有TMA裂解酶，该裂解酶会产生TMA作为产物。一系列微生物移植研究证明了肠道微生物组基因 cutC 在宿主血栓形成方面的直接作用，其中主要的微生物胆碱TMA裂解酶被认为是由微生物 cutC/D 基因编码的。TMA裂解酶产生TMA通过门静脉运输到肝脏，被肝黄素单加氧酶（FMO3）代谢成三甲胺-N-氧化物（TMAO），TMAO可加重动脉粥样硬化，促进血小板反应和血栓形成。另外，来源于苯丙氨酸的微生物代谢产物苯乙酰谷氨酸（phenylacetyl glutamine，PAG）通过肾上腺素受体参与增强血小板血栓形成，同时增加血管炎症和炎性体的激活，加重心力衰竭。

（二）合成次级胆汁酸

胆汁酸（bile acids，BA）通过有效的抗菌特性、免疫反应和FXR调节肠道微生物组成，胆汁阻塞可导致细菌过度生长综合征。肠道微生物通过胆汁盐水解和胆汁酸7α脱羟基修饰初级胆汁酸，产生次级胆汁酸，其中具有许多激素样功能，通过与多种宿主核受体相互作用，包括FXR（法尼醇X受体）、LXR（肝脏X受体）、PXR和TGR5等特异性G蛋白偶联受体，进而影响宿主的生理功能。

（三）短链脂肪酸参与血压调控

短链脂肪酸（SCFA）代表整个微生物群落的糖代谢，通常作为多种微生物分解代谢途径的终端产物。因此，它们的水平可能反映了多个微生物参与者和竞争途径的融合。G蛋白偶联SCFA受体、嗅觉受体78（olfactory receptor，Olfr78）和G蛋白受体41（Gpr41）参与宿主的血压调节。Olfr78在血管平滑肌细胞和肾小球旁器官中表达，介导肾素释放和血管阻力的变化，导致高血压；Gpr41在血管内皮中表达并促进血压降低。图11-4说明了已确定的肠道微生物群及其代谢产物与CVD的关联，包括几个主要途径、相关表型、已知的分子参与者和一些已确定的宿主受体（图11-6）。

（四）肠屏障系统

值得注意的是，研究发现虽然存在肠屏障损害可以增强许多疾病，但并非所有这些疾病都显示出与CVD风险的高度关联。虽然心力衰竭引起的肠壁水肿和内毒素血症与CVD进展有关，但由结肠炎和炎症性肠病引起的肠道屏障缺陷通常与CVD风险升高无关。结果表明，肠壁完整性、肠道微生物群落的变化及宿主全身炎症反应，与CVD发展易感性改变之间存在更为复杂的关系。在存在心力衰竭、静脉液体超负荷、适应性交感神经激活导致体循环重新分布和低心排血量的情况下，肠壁水肿、黏膜灌注减少、屏障功能受损，受损的肠道屏障功能会导致细菌产物转移到宿主循环中，从而导致促炎状态。多项研究表明，心力衰竭患者肠道完整性发生改变、促炎因子水平升高，与症状严重程度和较差的预后相关。在CVD或发生不良CVD事件的风险中检测到更高水平的肠道微生物群及其代谢产物，可能部分反映了宿主屏障功能的改变。当肠道屏障受损时，LPS可以进入宿主循环被免疫细胞表面的Toll样受体（TLR）识别，在结合细菌配体后，TLR信号诱导促炎因子释放，从而在宿主中加重炎症状态。与稳定的心力衰竭患者相比，失代偿性心力衰竭患者血液中的内毒素水平更高。

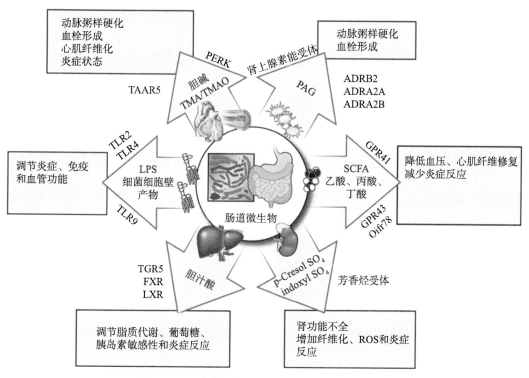

图 11-6　肠道菌群与CVD关联的分子途径和受体

ADRA：adrenergic receptor alpha，肾上腺素能受体α；ADRB：adrenergic receptor beta，肾上腺素能受体β；PERK：protein kinase R-like endoplasmic reticulum kinase，蛋白激酶R样内质网激酶；ROS：活性氧；TAAR：微量胺相关受体

二、粪菌移植治疗心血管疾病

（一）调节胆汁酸库

微生物-宿主调节轴有许多不同的层，包括膳食前体、微生物群落和产生宿主受体识别的生物活性代谢产物，所有这些都代表了调节群落输出和宿主表型的潜在治疗靶点。肝脏中的胆固醇合成初级胆汁酸仅占胆汁酸库的一小部分，然后被分泌到十二指肠腔中，随后被肠道微生物群依赖性修饰，参与生成一个非常大的阵列胆汁酸库。胆汁盐在胆汁盐水解酶（BSH）的作用下被解偶联。粪菌移植调节有益菌与有害菌的丰度，肠道微生物群中的许多细菌都是BSH阳性的，包括乳杆菌属、双歧杆菌属、肠球菌属、梭菌属和拟杆菌属的一些物种。BSH水解胆盐的酰胺键（C-24N-酰基酰胺）及其共轭

氨基酸，从类固醇核中释放甘氨酸或牛磺酸生成未结合胆汁酸，降低胆固醇溶解度并随粪便排出，机体胆汁酸浓度降低，从而降低了血清LDL-C和TC浓度。此类益生菌还可以通过细胞壁肽聚糖和胞外多糖氨基酸与胆固醇紧密联系，这种胆固醇被吸收到细菌的细胞膜中，并通过粪便排出体外。

（二）粪菌移植辅助疗法

鉴于目前粪菌移植治疗心血管疾病的疗效存在很多不确定性，研究者们提出了联合抗生素或益生菌的粪菌移植疗法，辅助调节肠道微生态环境的稳定，加强粪菌移植的定植率。

尽管抗生素是作为调节肠道微生物群的工具，但其耐药性和对微生物群落的影响难以预测，在停用抗生素后重新定植的微生物群落可能是可变的，目前没有明确的证据表明抗生素对人类心血管疾病的治疗有效。因此，使用抗生素似乎更适合根除真正的病原体，而不是作为一种长期的预防干预措施。如果联合粪菌移植，有助于在去除有害菌的同时，引入新的有益菌群，改变肠道微生物丰度分布，进而调节脂质代谢和调控血压。

益生菌和益生元被提议用于改善CVD，与降胆固醇作用相关的潜在机制可能涉及SCFA的产生、活性胆盐水解酶、胆固醇与脱氧结合胆汁盐的共沉淀、细菌细胞膜同化和胆固醇的掺入、胆固醇通过胆固醇还原酶转化为粪前列醇。BSH增加粪便中游离胆汁酸的排泄，阻止它们的重吸收和代偿性增加胆固醇用于产生胆汁酸，这可以减少血清中的胆固醇。单纯的益生菌可能定植率不高，联合粪菌移植的高丰度益生菌植入疗法，加强了益生菌丰度，改善了肠道整体微生态环境。

（三）饮食调节

饮食是影响肠道微生物群组成的外部因素。不同的研究分析了饮食对肠道微生物群和预防CVD的影响。地中海饮食，橄榄油是这类饮食中脂肪的主要来源，通过相对有限地使用红肉和其他肉制品来平衡脂肪与纤维的摄入量，另外还包括定期摄入植物性食物、适度食用鱼、海鲜和奶制品、低至中度酒精（主要是红酒）摄入量。植物性饮食，其特点是大量食用种子、谷物、水果（浆果）、坚果和蔬菜。这两种饮食都是纤维和生物活性化合物的重要来源，它们被肠道微生物代谢为醋酸盐、丙酸盐和丁酸盐，不饱和脂肪酸，复合碳水化合物、纤维和多酚，降低肠道中的胆固醇和葡萄糖浓度，促进产SCFA菌生长，抑制产LPS菌产生减轻炎症反应，进一步改善肠道微生物环境。

饮食辅助改善肠道环境，高纤维饮食和醋酸盐补充剂可以改变肠道微生物群并预防高血压小鼠的高血压和心力衰竭的发展，补充膳食菊粉型果聚糖可通过激活一氧化氮（NO）合酶/NO通路来逆转颈动脉内皮功能障碍；在啮齿动物中施用鼠李糖乳杆菌GR-1可改善冠状动脉结扎后的左心室收缩和舒张功能。

第四节　非酒精性脂肪肝

非酒精性脂肪肝（nonalcoholic fatty liver disease，NAFLD）是美国和欧洲最常见的慢性肝脏疾病，其发病机制尚未完全了解，与肠道菌群失调存在复杂的相互作用

（图11-7）。其最典型的特征包括肠道菌群多样性减少，主要是革兰氏阴性菌变形菌门丰度增加，以厚壁菌门为主的革兰阳性菌丰度减少。肠道内有益菌到有害菌的转变，导致促炎和代谢毒性肠道环境的发展，影响肠道屏障功能。此外，肠杆菌科、埃希菌属、拟杆菌属、多雷亚菌属和嗜胃蛋白酶属的增加以及理肯氏菌科、瘤胃球菌科、粪杆菌、大肠杆菌的减少也是NAFLD肠道菌群的特征。NAFLD肠道内部分菌群与其他代谢疾病部分重叠。例如，在肠道疾病IBD、肝硬化及肥胖中普氏栖粪杆菌的水平降低。普通拟杆菌，在晚期肝脏纤维化中增加，这也与严重肥胖、胰岛素抵抗的T2DM及糖化血红蛋白升高有关。NAFLD肝硬化患者静脉血培养中还可以发现葡萄球菌属和不动杆菌属。

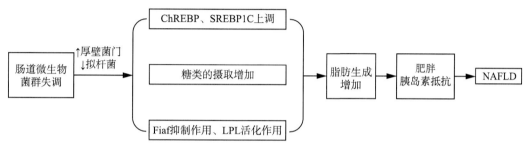

图11-7　肠道菌群影响宿主脂肪生成和胰岛素抵抗导致NAFLD

一、菌群失调影响NAFLD的机制

（一）肠屏障受损

肠道菌群紊乱增加NAFLD患者肠道通透性，这有助于疾病的进展。肠道屏障受损增加微生物及其衍生代谢物进入血液发生易位，触发肝脏炎症反应，促进单纯脂肪变性转变为非酒精性脂肪性肝炎（non-alcoholic steatohepatitis，NASH）引起肝脏纤维化及肝硬化。虽然肠道通透性的增加并非NAFLD的主要原因，但微生物抗原的炎症反应强烈影响疾病的进展。在NAFLD患者中，肝脏及血清的Toll样受体4显著增加，肠道来源的细菌产物如LPS、未甲基化的CpG DNA，通过刺激Toll样受体激活参与肝脏炎症和纤维化的信号通路。

（二）炎症效应

NAFLD患者中影响肠道通透性改变的菌群及其代谢产物通过增强NF-κB/JNK信号传导、上调TNF-α的水平从而引起肝脏脂肪沉积及炎症效应。肝细胞中激活NF-κB导致Kupffer细胞的募集以介导NASH炎症的进展，JNK的激活降低PPARα靶基因和FGF21的表达，上调细胞因子TNF-α、IL-1，促进肝脏胰岛素抵抗。研究证实，NAFLD产SCFA（如丁酸盐）菌群减少。宿主体内肠道菌群代谢衍生物丁酸盐可改善肠黏膜屏障，激活PPARα从而抑制肝脏炎症，同时增强GLP1R表达来改善NASH及NAFLD。此外，产生丁酸盐的菌群可通过激活AMPK、AKT和Nrf2的表达减少肝脏脂质积累和炎症反应并改善肝脏胰岛素抵抗。另有研究证实，SCFA通过下调NLPR3、ASC和caspase-1的表达水平以减少肝脏炎症反应。宿主肠道菌群紊乱会增加肠道乙醇水平，这与疾病进展有关。

肠道通透性增加、LPS水平的提升及产乙醇菌群丰度的增加为血清乙醇浓度的上升奠定了基础。大多数乙醇是由发酵乳杆菌和密苏里酵母在消耗葡萄糖后产生。乙醇对肝脏有着直接的有害影响，导致脂肪变性、NASH及肝脏纤维化的进展。

（三）胆汁酸途径

肠肝循环中胆汁酸池的大小和组成通过肠道微生物群的肝脏生物合成和代谢进行精密调节，胆汁酸和肠道微生物群的相互作用是双向的。肠道微生物群在胆汁酸代谢中起着关键作用，将初级胆汁酸转化为次级胆汁酸。因此，肠道生态失调会导致胆汁酸不足，进而影响肠道微生物群的组成和能量平衡。NAFLD患者体内肠道菌群的改变还可通过胆汁酸代谢途径来影响疾病进展，与健康人群相比，肝脏中胆汁酸的从头生物合成增加。二羟胆酸和石胆酸等次级胆汁酸充当信号分子，通过结肠、脂肪组织、肌肉和骨髓中的Takeda G蛋白偶联受体5（TGR5）调节能量稳态、胰岛素信号传导及炎症反应，有研究指出，TGR5激活可改善葡萄糖耐量、增加能量消耗并减少肝脏脂肪变性。游离型胆酸可通过激活FXR抑制SREBP-1c的活性来预防肝脏脂质积累及VLDL分泌，从而下调脂肪生成基因的表达，还可通过触发ERK1/2信号通路，直接或间接调节如CYP7A1、SREBP1c基因的转录调节肝脏的脂质代谢。

（四）氨基酸代谢

由色氨酸、苯丙氨酸和酪氨酸代谢产生的细菌代谢物被认为与NAFLD的发病机制有关，这些氨基酸及其来自肠道微生物群的代谢物已被证明对肝脏产生各种影响。肠道中的共生菌通过三种代谢途径来代谢色氨酸。在吲哚途径中，色氨酸转化为吲哚，吲哚进一步代谢为各种衍生物，通过色氨酸羟化酶1（Thp1）和Thp2，色氨酸转化为血清素（5-HT）。在另一条途径中，丁酸由吲哚胺2,3-双加氧酶（IDO）催化生成犬尿氨酸（Kyn）。另外，血清素也与NAFLD相关，增加的5-HT显示出通过阻断线粒体解偶联蛋白1来抑制棕色脂肪组织的能量消耗。

二、粪菌移植治疗NAFLD

（一）益生菌与合生元

最常用的益生菌来自乳杆菌属、双歧杆菌属和其他益生菌，如嗜热链球菌和酵母菌。最近，产生丁酸盐的细菌也受到高度重视。益生菌/合生元与体重指数（BMI）的显著降低有关，根据HOMA-IR的测量，益生菌/合生元与胰岛素抵抗的显著改善无关，但是与对照相比，益生菌/合生元对TG的改变具有有利影响，这可能反映了益生菌/合生元与其他组织相比对肝脏胰岛素抵抗的不同影响。通过给予益生菌或合生元来调节肠道微生物组可能代表NAFLD的一种有前途的新治疗策略，但是需要在经活检证实的NAFLD患者中进行更大规模的试验，以进一步描述益生菌在NAFLD中的疗效。

（二）粪菌移植

与益生菌和合生元相比，FMT可以提供范围更为广泛的共生菌及其他微生物，有助于维持肠道微生物生态。动物研究和临床试验都显示了FMT在NAFLD中应用的有希望的结果。来自对照小鼠的FMT减少了HFD诱导的脂肪性肝炎，肝脏脂质积累减少，促炎细胞因子IL-17减少，抗炎细胞因子IL-4和IL-22增加，肠道有益细菌增加。此外，经FMT后肠道丁酸水平升高、紧密连接蛋白ZO-1和血液内毒素血症减少。

（饶本强　王玉莹　杨振鹏）

参 考 文 献

Al-Waiz M，Mitchell SC，Idle JR，et al，1987．The metabolism of 14C-labelled trimethylamine and its N-oxide in man．Xenobiotica，17（5）：551-558．

Asemi Z，Zare Z，Shakeri H，et al，2013．Effect of multispecies probiotic supplements on metabolic profiles，hs-CRP，and oxidative stress in patients with type 2 diabetes．Ann Nutr Metab，63（1-2）：1-9．

Campbell SC，Wisniewski PJ，Noji M，et al，2016．The effect of diet and exercise on intestinal integrity and microbial diversity in mice．PloS one，11（3）：e0150502．

Clemente JC，Manasson J，Scher JU，2018．The role of the gut microbiome in systemic inflammatory disease．BMJ，360：j5145．

Fudim M，Hernandez AF，Felker GM，2017．Role of volume redistribution in the congestion of heart failure．J Am Heart Assoc，6（8）：e006817．

Furusawa Y，Obata Y，Fukuda S，et al，2013．Commensal microbe-derived butyrate induces the differentiation of colonic regulatory T cells．Nature，504（7480）：446-450．

Gill JMR，Hardman AE，2003．Exercise and postprandial lipid metabolism：an update on potential mechanisms and interactions with high-carbohydrate diets（review）．J Nutr Biochem，14（3）：122-132．

He Z，Li P，Zhu JG，et al，2017．Multiple fresh fecal microbiota transplants induces and maintains clinical remission in Crohn's disease complicated with inflammatory mass．Sci Rep，7（1）：4753．

Hildebrandt MA，Hoffmann C，Sherrill-Mix SA，et al，2009．High-fat diet determines the composition of the murine gut microbiome independently of obesity．Gastroenterology，137（5）：1716-1724．

Hug H，Mohajeri MH，La Fata G，2018．Toll-like receptors：regulators of the immune response in the human gut．Nutrients，10（2）：203．

Koren O，Spor A，Felin J，et al，2011．Human oral，gut，and plaque microbiota in patients with atherosclerosis．Proc Natl Acad Sci U S A，108 Suppl 1（Suppl 1）：4592-4598．

Kumar M，Nagpal R，Kumar R，et al，2012．Cholesterol-lowering probiotics as potential biotherapeutics for metabolic diseases．Exp Diabetes Res，2012：902917．

Lai ZL，Tseng CH，Ho HJ，et al，2018．Fecal microbiota transplantation confers beneficial metabolic effects of diet and exercise on diet-induced obese mice．Sci Rep，8（1）：15625．

Lawler PR，Bhatt DL，Godoy LC，et al，2021．Targeting cardiovascular inflammation：next steps in clinical translation．Eur Heart J，42（1）：113-131．

Li G，Xie C，Lu S，et al，2017．Intermittent fasting promotes white adipose browning and decreases obesity by shaping the gut microbiota．Cell Metab，26（4）：672-685．

Li XMS，Obeid S，Klingenberg R，et al，2017．Gut microbiota-dependent trimethylamine N-oxide in acute coronary syndromes: a prognostic marker for incident cardiovascular events beyond traditional risk factors. Eur Heart J, 38（11）: 814-824.

Lim SM, Jeong JJ, Woo KH, et al, 2016. *Lactobacillus sakei* OK67 ameliorates high-fat diet-induced blood glucose intolerance and obesity in mice by inhibiting gut microbiota lipopolysaccharide production and inducing colon tight junction protein expression. Nutr Res, 36（4）: 337-348.

Long SL, Gahan CGM, Joyce SA, 2017. Interactions between gut bacteria and bile in health and disease. Mol Aspects Med, 56: 54-65.

Lye HS, Kuan CY, Ewe JA, et al, 2009. The improvement of hypertension by probiotics: effects on cholesterol, diabetes, renin, and phytoestrogens. Int J Mol Sci, 10（9）: 3755-3775.

Mackowiak PA, 2013. Recycling metchnikoff: probiotics, the intestinal microbiome and the quest for long life. Front Public Health, 1: 52.

Martins C, Morgan LM, Bloom SR, et al, 2007. Effects of exercise on gut peptides, energy intake and appetite. J Endocrinol, 193（2）: 251-258.

Merenstein DJ, Tan TP, Molokin A, et al, 2015. Safety of *Bifidobacterium animalis* subsp. lactis（B. lactis）strain BB-12-supplemented yogurt in healthy adults on antibiotics: a phase I safety study. Gut microbes, 6（1）: 66-77.

Newsholme P, Cruzat VF, Keane KN, et al, 2016. Molecular mechanisms of ROS production and oxidative stress in diabetes. Biochem J, 473（24）: 4527-4550.

Niebauer J, Volk HD, Kemp M, et al, 1999. Endotoxin and immune activation in chronic heart failure: a prospective cohort study. Lancet, 353（9167）: 1838-1842.

Ozcan U, Yilmaz E, Ozcan L, et al, 2006. Chemical chaperones reduce ER stress and restore glucose homeostasis in a mouse model of type 2 diabetes. Science, 313（5790）: 1137-1140.

Peng J, Xiao X, Hu M, et al, 2018. Interaction between gut microbiome and cardiovascular disease. Life Sci, 214: 153-157.

Reis SA, Conceição LL, Rosa DD, et al, 2017. Mechanisms responsible for the hypocholesterolaemic effect of regular consumption of probiotics. Nutr Res Rev, 30（1）: 36-49.

Ríos-Covián D, Ruas-Madiedo P, Margolles A, et al, 2016. Intestinal short chain fatty acids and their link with diet and human health. Front Microbiol, 7: 185.

Roncal C, Martínez-Aguilar E, Orbe J, et al, 2019. Trimethylamine-N-Oxide（TMAO）predicts cardiovascular mortality in peripheral artery disease. Sci Rep, 9（1）: 15580.

Sabatino A, Regolisti G, Cosola C, et al, 2017. Intestinal microbiota in type 2 diabetes and chronic kidney disease. Curr Diab Rep, 17（3）: 16.

Salgaço MK, Oliveira LGS, Costa GN, et al, 2019. Relationship between gut microbiota, probiotics, and type 2 diabetes mellitus. Appl Microbiol Biotechnol, 103（23-24）: 9229-9238.

Schiattarella GG, Sannino A, Toscano E, et al, 2017. Gut microbe-generated metabolite trimethylamine-N-oxide as cardiovascular risk biomarker: a systematic review and dose-response meta-analysis. Eur Heart J, 38（39）: 2948-2956.

Segain JP, de la Blétière DR, Bourreille A, et al, 2000. Butyrate inhibits inflammatory responses through NF kappaB inhibition: implications for Crohn's disease. Gut, 47（3）: 397-403.

Shima KR, Ota T, Kato KI, et al, 2018. Ursodeoxycholic acid potentiates dipeptidyl peptidase-4 inhibitor sitagliptin by enhancing glucagon-like peptide-1 secretion in patients with type 2 diabetes and chronic liver disease: a pilot randomized controlled and add-on study. BMJ Open Diabetes Res Care, 6（1）: e000469.

Spiegelman BM，Flier JS，2001．Obesity and the regulation of energy balance．Cell，104（4）：531-543．

Torres-Fuentes C，Schellekens H，Dinan TG，et al，2017．The microbiota-gut-brain axis in obesity．Lancet Gastroenterol Hepatol，2（10）：747-756．

Witkowski M，Weeks TL，Hazen SL，2020．Gut microbiota and cardiovascular disease．Circ Res，127（4）：553-570．

Zhang M，Yang XJ，2016．Effects of a high fat diet on intestinal microbiota and gastrointestinal diseases．World J Gastroenterol，22（40）：8905-8909．

第12章

粪菌移植治疗肿瘤性疾病

一、肠道菌群与肿瘤发生发展

宿主遗传、饮食、抗生素和应激等多种因素都可导致肠道菌群失调，菌群失调能够通过激活致瘤途径、诱发炎症和破坏宿主DNA来影响癌症的发生发展（表12-1）。核梭杆菌的FadA毒素、幽门螺杆菌的CagA蛋白、伤寒沙门菌的AvrA蛋白、产肠毒素脆弱拟杆菌的BFT蛋白等细菌产物可以激活β-catenin促进肿瘤的发生。菌群失调有利于细菌易位激活巨噬细胞和树突状细胞中由MAMP介导的Toll样受体通路，TLR信号通路促进IL-23、TNF、IL-1等促炎因子表达激活癌变。一些微生物代谢物和特殊微生物毒素（CDT和大肠杆菌素）可以直接或间接地破坏宿主DNA，此外，肠道细菌还可通过多胺、DCA、ROS、RNS和H_2S间接破坏DNA。FMT可以重建肠道菌群、改善胆汁酸代谢和调节免疫反应，是一种潜在的癌症治疗策略（图12-1）。

表 12-1 肿瘤患者的肠道微生态组成

癌种	肠道富集微生物	肠道缺失微生物
肝内胆管癌	乳酸菌、放线菌、消化性链球菌、异斯卡多维亚氏菌属	/
肝细胞癌	放线菌门、芽殖菌、副拟杆菌	产丁酸菌属
结直肠癌	温和噬菌体、子囊菌、担子菌、毛孢子菌属和马拉色菌、梭杆菌	酵母菌和肺孢子菌

二、肠道菌群与肿瘤治疗

研究显示，肠道菌群改变了抗癌免疫调节剂环磷酰胺的治疗效果，海氏肠球菌和肠结巴斯德氏菌两种菌通过参与免疫反应来增强环磷酰胺抗肿瘤功效。几项使用黑色素瘤小鼠的研究数据表明程序性细胞死亡蛋白1（PD-1）抑制剂的有效性在无菌条件下降低，然而双歧杆菌可激活抗原提呈细胞，促进活化CD8[+] T细胞在肿瘤微环境中的聚集，增强PD-1抑制剂效果，这些研究强调了肠道微生物群对癌症免疫治疗反应的影响。艾克曼菌是健康个体回肠中最丰富的细菌之一，研究发现抗PD-1单克隆抗体治疗癌症患者的存活时间与艾克曼菌相对丰度呈正相关。微生物组包含微生物群基因组、微生物产物和宿主环境，从免疫疗法、肠道环境各方面影响癌症的治疗效果。

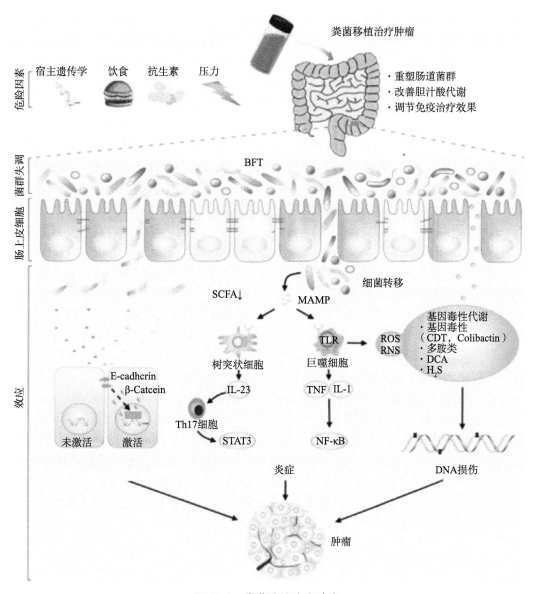

图 12-1　粪菌移植治疗肿瘤

BFT：脆弱拟杆菌毒素；SCFA：短链脂肪酸；MAMP：微生物相关分子模式；TLR：Toll 样受体；IL-23：白细胞介素 23；TNF：肿瘤坏死因子；IL-1：白细胞介素 1；Th17：T 辅助剂 17；STAT3：信号传感器和转录激活因子 3；NF-κB：核因子 -κB；CDT：细胞致死膨胀毒素；DCA：脱氧胆酸；H₂S：硫化氢；RNS：活性氮；ROS：活性氧　Colibactin，大肠杆菌产生的一种毒素

三、粪菌移植在治疗肿瘤及相关并发症中的应用

（一）消化道肿瘤

1.胃肠道肿瘤　胃癌与幽门螺杆菌和一些口腔微生物（如核梭杆菌、细小单胞菌、胃链球菌）有关，胃癌患者中链球菌、微小单胞菌、咽峡炎链球菌、肺炎链球菌、大肠

杆菌显著增多，研究表明根除幽门螺杆菌可以降低胃癌风险。肠道微生物群在结肠癌发生中的作用机制也逐渐被证实，一些细菌种类可以通过有毒物质暴露、慢性炎症、黏膜屏障损伤和细菌易位引发结肠癌，如产肠毒素脆弱拟杆菌，可以通过产生有害物质来赋予促肿瘤特性。结肠癌患者较健康个体来说，乳杆菌、双歧杆菌数量减少，而葡萄球菌科、梭杆菌、厌氧链球菌等显著增加。移植野生小鼠肠道菌群对结直肠癌表现出更好的抗性和炎症改善作用，证明FMT治疗结直肠癌具有巨大潜力。

2. 肝细胞癌　肝脏通过门静脉暴露于肠道微生物群中，门静脉传递肠道来源的细菌产物或毒素，如脂多糖和脱氧胆酸，肠道和肝脏之间密切的结构和功能相互作用被定义为"肠-肝轴"。研究显示，肠道细菌代谢物可以通过肠-肝轴促进慢性肝病和肝细胞癌发展，FMT改善了高脂肪饮食诱导的肝损伤和脂质代谢，同时增加了肠道微生物群的多样性。来自抗酒精性肝病供体的FMT可以预防酒精诱导的肝损伤，针对重度酒精性肝炎患者的试点研究显示，FMT与生存率增加和腹水消退有关。对18名HBeAg持续阳性的患者进行FMT试验，结果表明FMT通过诱导HBeAg的清除治疗肝炎，调节肠道微生物群可能有利于慢性乙型肝炎的治疗；一项 I 期临床试验表明FMT恢复了晚期肝硬化患者抗生素诱导的微生物生态失调；一名肝性脑病患者在进行FMT后血清氨和生活质量得到了显著改善；FMT还有可能改善肝性脑病患者的认知并减少住院治疗。鉴于治疗慢性肝病的成功，FMT在HCC患者中的益处值得关注。

3. 胰腺癌　肠道微生态与胰腺癌的发展及预后关系密切，小鼠模型实验表明由许多革兰氏阴性菌产生的脂多糖可以通过激活免疫细胞中的TLR4来促进胰腺癌形成。113例胰腺导管腺癌（PDAC）患者中，76%的患者肿瘤内细菌呈阳性，其中一些被检测到的细菌，包括伽马蛋白细菌，可以增加化疗药物吉西他滨（gemcitabine）的耐药性。胰腺癌患者较健康人相比，放线杆菌和牙龈卟啉单胞菌显著增加，梭菌门和细毛菌属显著减少，表明口腔微生物有潜力作为胰腺癌的非侵袭性和特异性的临床诊断标志。此外，胰腺癌组织中梭杆菌种类的高丰度与较差的预后独立相关，表明梭杆菌在胰腺癌诊断中具有特殊的意义。

（二）非消化道肿瘤

1. 乳腺癌　考虑到结肠癌和乳腺癌在流行病学特征上的相似性，Hill等在1971年首先提出了关于肠道微生物群与乳腺癌病因学的假设。Goedert等分析了48名绝经后乳腺癌预处理患者与48名健康对照组之间的差异，与对照组相比，患者粪便菌群的多样性显著减少。益生菌有助于乳腺癌的治疗，口服嗜酸乳杆菌可以通过调节抗肿瘤免疫反应来延缓乳腺癌的发展。未来工作需要深入探究乳腺癌与肠道微生物的作用机制，明确肠道微生态与乳腺癌的互作机制，通过粪菌移植改善肠道菌群稳态，有利于促进乳腺癌的预防和治疗。

2. 黑色素瘤　肠道菌群可影响黑色素瘤的进展和治疗。在两组具有不同肠道微生物组成的小鼠中，黑色素瘤的生长及其对PD-L1免疫治疗的反应显著不同，通过肠道菌群基因组分析，发现双歧杆菌可以促进PD-L1治疗的效果。对癌症免疫治疗有应答的患者肠道中富含多形拟杆菌、普氏粪杆菌和霍尔德曼氏菌属。将有反应的黑色素瘤患者的粪便移植到小鼠体内，证实FMT可以提高免疫治疗的有效性，优化当前的治疗方法，因此FMT有希望通过转移有利的肠道微生物群来增强黑色素瘤患者的抗肿瘤免疫，改善黑色素瘤患者预后。

（三）癌症相关并发症

1.**艰难梭状芽孢杆菌感染**　艰难梭菌是最常见的抗生素相关性腹泻的原因，是导致癌症患者高发病率和高死亡率的原因之一。原发性和复发性CDI在癌症患者中并不少见，化疗、广谱抗生素的频繁使用、长期住院、免疫抑制等因素均可导致正常肠道菌群的破坏。显然，FMT是一种治疗复发性CDI的有效且可接受的方法，目前在临床中推荐使用。最近的研究表明，FMT治疗复发性CDI的临床疗效约为90%。FMT除成功恢复微生物多样性和细菌代谢产物外，调节胆汁酸代谢也是FMT对艰难梭状芽孢杆菌感染的作用机制之一。

FMT对癌症患者艰难梭状芽孢杆菌感染的有效性已经得到临床研究和病例报告证实。Hefazi等对23例接受肿瘤化疗药物的癌症患者（主要是血液癌）进行了FMT对复发性CDI影响的研究，FMT有效率为86%，没有严重的不良反应或感染并发症。Kelly等分析了80例接受FMT的免疫功能低下的患者，发现FMT未导致感染并发症。一些已经发表的关于FMT成功应用于艰难梭菌引起的腹泻的临床试验中，多为T细胞淋巴细胞白血病或B细胞淋巴瘤患者。2012年报道了第一例在HSCT患者中成功应用FMT治疗对常规抗生素治疗无效的严重CDI的病例。随后发表了两篇关于FMT作为常规治疗无效的CDI治疗的病例报告表明这种方法在HSCT后的CDI中是安全有效的，没有感染并发症和其他不良反应。2017年报道了第一例在准备HSCT之前FMT有效解决病原菌感染问题的病例，一名男性患者患有费城阳性急性淋巴细胞白血病，并发生严重感染（产β-内酰胺酶大肠杆菌、艰难梭菌和产碳青霉烯酶的肠杆菌科），在准备HSCT之前接受FMT，患者的感染症状有所改善。

2.**放射性肠炎**　放射疗法是肿瘤重要的治疗方式之一，但它可能会导致严重的组织损伤，从而限制了其使用。小肠上皮对辐射具有高度敏感性，且肠上皮频繁更新成为致辐射损伤的主要部位。在小鼠中观察到放疗后肠道微生物群组成发生了变化，移植健康小鼠的粪便微生物群可显著减轻辐射诱导的胃肠道综合征，并提高受辐射小鼠的存活率。因此，FMT可作为肿瘤放射治疗的放射保护剂以改善预后。

3.**移植物抗宿主病**　在同种异体造血干细胞移植中，供体T细胞攻击宿主健康组织，导致移植物抗宿主病（GVHD），这是造血干细胞移植相关死亡的主要原因。一项临床研究证实了肠道细菌多样性是同种异体造血干细胞移植的一种新的独立预后因素。同种异体造血干细胞移植导致肠道菌群受损，多样性降低。肠道多样性较高的患者比多样性低的患者预后更好，生存时间延长。2016年首次报道了将FMT成功应用于肠道急性GVHD的干细胞移植患者，接受FMT的4名患者中，3名获得完全缓解，1名获得部分缓解，通过FMT靶向恢复肠道微生物群可能会成为GVHD新的生态治疗策略。

四、展望

肠道微生态与肿瘤发生发展的机制研究为探索新的癌症诊断和治疗策略提供了前所未有的机会。从战略上讲，粪菌移植（FMT）是改变肠道微生物群组成的最直接的方法，病例报告和系列研究揭示了FMT在治疗癌症和癌症治疗相关并发症方面的巨大潜力。FMT可以提高癌症免疫治疗疗效，显著影响临床结果，然而迫切需要大样本随机对照研究来证实FMT治疗肿瘤的有效性，尤其是关注长期后果。相信随着肠道微生态学的快速进步，FMT在不久的将来会成为一种很有前景的癌症治疗策略。

（饶本强　路　帅）

参 考 文 献

Costello SP，Soo W，Bryant RV，et al，2017. Systematic review with meta-analysis: faecal microbiota transplantation for the induction of remission for active ulcerative colitis. Aliment Pharmacol Ther，46（3）：213-224.

Daillère R，Vétizou M，Waldschmitt N，et al，2016. *Enterococcus hirae* and *Barnesiella intestinihominis* facilitate cyclophosphamide-induced therapeutic immunomodulatory effects. Immunity，45（4）：931-943.

Dias-Jácome E，Libânio D，Borges-Canha M，et al，2016. Gastric microbiota and carcinogenesis: the role of non-*Helicobacter pylori* bacteria-a systematic review. Rev Esp Enferm Dig，108（9）：530-540.

Doorakkers E，Lagergren J，Engstrand L，et al，2018. *Helicobacter pylori* eradication treatment and the risk of gastric adenocarcinoma in a Western population. Gut，67（12）：2092-2096.

Eiseman B，Silen W，Bascom GS，et al，1958. Fecal enema as an adjunct in the treatment of pseudomembranous enterocolitis. Surgery，44（5）：854-859.

Ferreira RM，Pereira-Marques J，Pinto-Ribeiro I，et al，2018. Gastric microbial community profiling reveals a dysbiotic cancer-associated microbiota. Gut，67（2）：226-236.

Hsieh YY，Tung SY，Pan HY，et al，2018. Increased abundance of *Clostridium* and fusobacterium ingastric microbiota of patients with gastric cancer in Taiwan. Sci Rep，8（1）：158.

Konturek PC，Haziri D，Brzozowski T，et al，2015. Emerging role of fecal microbiota therapy in the treatment of gastrointestinal and extra-gastrointestinal diseases. J Physiol Pharmacol，66（4）：483-491.

Rosshart SP，Vassallo BG，Angeletti D，et al，2017. Wild mouse gut microbiota promotes host fitness and improves disease resistance. Cell，171（5）：1015-1028.

Schwan A，Sjölin S，Trottestam U，et al，1983. Relapsing *Clostridium difficile* enterocolitis cured by rectal infusion of homologous faeces. Lancet，2（8354）：845.

Shah MA，2017. Gastric cancer: the gastric microbiota-bacterial diversity and implications. Nat Rev Gastroenterol Hepatol，14（12）：692-693.

Surawicz CM，Brandt LJ，Binion DG，et al，2013. Guidelines for diagnosis, treatment, and prevention of *Clostridium difficile* infections. Am J Gastroenterol，108（4）：478-498；quiz 499.

Viaud S，Saccheri F，Mignot G，et al，2013. The intestinal microbiota modulates the anticancer immune effects of cyclophosphamide. Science，342（6161）：971-976.

Xu MQ，Cao HL，Wang WQ，et al，2015. Fecal microbiota transplantation broadening its application beyond intestinal disorders. World J Gastroenterol，21（1）：102-111.

Zhang FM，Luo WS，Shi Y，et al，2012. Should we standardize the 1，700-year-old fecal microbiota transplantation. Am J Gastroenterol，107（11）：1755.

第13章

粪菌移植治疗神经精神疾病

第一节　肠-脑轴和神经精神疾病关系概述

　　肠道菌群对神经精神系统的影响从出生时就已开始，持续终身。大量研究表明，神经精神系统疾病患者肠道菌群的组成和健康个体是不同的，肠道菌群作为人体的重要组成部分，不仅可以调节免疫和代谢功能，而且可以通过"微生物-肠-脑轴"（gut-brain axis，GBA）动态双向的化学信号、神经元途径和免疫途径来进行直接和间接的信号传递，调控人体神经系统的发育和功能，维持胃肠道、中枢神经和微生物的体内平衡，从而影响人类健康。

　　GBA轴传递胃肠道与大脑之间复杂的双向信号，既能保证胃肠道稳态，也能影响大脑行为功能（图13-1）。第Ⅹ对脑神经——迷走神经充当肠神经系统和大脑之间的桥梁。肠神经系统（enteric nervous system，ENS），也称为"第二大脑"，由神经元和神经胶质细胞的网状系统组成，通过肠道微生物群、大脑、内分泌和免疫系统之间的相互作用来调节胃肠道的稳态。

　　一方面，大脑中枢神经系统（central nervous system，CNS）经过迷走神经传出纤维将信号发送至胃肠道。通过靶向胆碱能途径调节促炎因子和巨噬细胞活化水平，激活胃肠道黏膜免疫反应，进而上调下丘脑-垂体-肾上腺轴（the hypothalamic-pituitary-adrenal axis，HPA or HTPA axis）释放糖皮质激素，增加肠黏膜屏障的通透性，改变肠道微生态，影响肠道菌群。另一方面，胃肠道的某些分子信息（如细菌副产物、肠道激素、神经递质等）可激活ENS，经由迷走神经将信号传入大脑CNS，引发兴奋或抑制状态。有研究证实，手术切除迷走神经可以阻止鼠李糖乳杆菌诱导的GABA受体表达与室旁核中催产素水平的改变，改善焦虑及某些社交行为。肠道甲酰化肽受体与鼠李糖乳杆菌释放的甲酰化肽之间相互作用可上调回肠肌层的胆碱能神经元数量进而刺激ENS。MGB轴的稳定性也受免疫系统调节。肠道菌群失调可增加肠道黏膜屏障的通透性，使得某些代谢产物扩散或通过血脑屏障引发大脑CNS的炎症反应。Toll样受体、模式识别受体（pattern recognition receptor，PRR）、核苷酸结合寡聚化结构域（nucleotide-binding oligomerization domain，NOD）样受体等在肠道黏膜细胞和脑神经细胞中均有表达，脂多糖和肽聚糖等代谢产物可以通过血脑屏障与脑神经细胞PRR结合，促进促炎因子的释放。肠道菌群失调激活Toll样受体，介导免疫炎症反应释放细胞因子，扩散至血脑屏障，对大脑中枢神经系统产生影响。此外，有研究证实，通过改变NOD转基因小鼠的5-HT信号传导可调节小鼠情绪及认知。

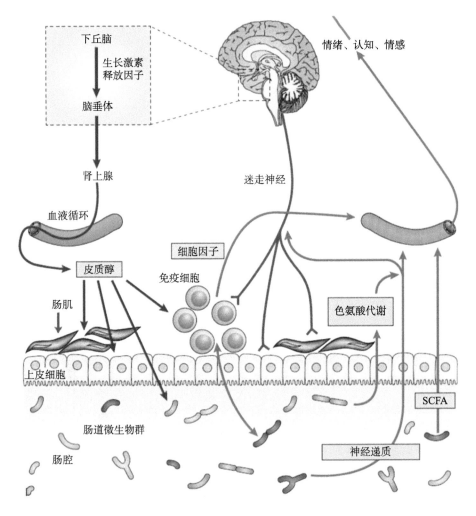

图 13-1 肠道微生物和脑的信号途径

一、肠-脑轴的化学信号传递

微生物-肠-脑轴化学信号传递中的重要分子是神经递质和短链脂肪酸（SCFA）。肠道微生物能够自己合成或者诱导宿主产生γ-氨基丁酸（γ-aminobutyric acid，GABA）、多巴胺和5-羟色胺（5-hydroxytryptamine，5-HT）等神经递质，进而影响神经活动，其中拟杆菌属（*Bacteroides*）、双歧杆菌（*Bifidobacterium*）、副拟杆菌属（*Parabacteroides*）和埃希菌属（*Escherichia*）等细菌可产生GABA；小鼠的肠道菌群受抑制或者被清除后会导致5-HT减少，给予孢子形成菌后可通过增加肠嗜铬细胞的色氨酸代谢来恢复5-HT浓度。肠道菌群通过分解膳食纤维产生乙酸、丙酸、丁酸等SCFA而影响神经精神疾病的病理生理过程，其可能机制包括维持肠道屏障的完整性、影响胃肠蠕动、诱导肠嗜铬细胞释放5-HT、调节肠道激素分泌、通过抑制单核细胞和树突状细胞等免疫细胞的成熟而抑制炎症、直接激活迷走神经等。

二、神经元途径

神经元途径主要是从脑干到肠道的迷走神经通路，肠道菌群产生的小分子代谢产物通过刺激迷走神经向大脑发出信号或者调节免疫系统，而迷走神经传出纤维将信息从大脑传递到内脏，调控免疫和代谢功能，进而通过影响肠道环境来改变肠道菌群。除此之外，肠道菌群也可通过 SCFA 来调控肠道外源性交感神经元功能。

三、肠-脑轴的免疫途径

微生物-肠-脑轴的免疫途径是多方面的，神经系统和肠道菌群都可以通过调控细胞因子表达等方式直接调节免疫系统的发育和功能，并同样受免疫系统的影响，其相互调控功能的紊乱和抑郁症、焦虑症、自闭症等神经精神疾病有关。小胶质细胞作为中枢神经系统内固有的免疫效应细胞，其功能的改变与压力、行为和神经退行性疾病有关，无菌小鼠大脑部分区域的未成熟小胶质细胞数量增加，给予菌群或 SCFA 后可恢复小胶质细胞的形态和功能，这表明肠道菌群可能通过干预小胶质细胞介导的免疫作用而影响人类神经系统疾病。

四、肠-脑轴的联合作用

微生物-肠-脑轴是一个复杂的机制，微生物、免疫、内分泌、神经等任何一个环节的改变都会影响人体的病理生理过程，其中微生物因素可能是肠道菌群的组成、丰度和多样性发生变化而诱导宿主产生代谢物和神经递质，导致肠道上皮屏障破坏、肠神经元减少、促炎性细胞因子增加，从而对肠-脑轴产生不利影响。在动物实验中，补充鼠李糖乳杆菌（*Lactobacillus rhamnosus*）、罗伊氏乳杆菌（*Lactobacillus reuteri*）、长双歧杆菌（*Bifidobacterium longum*）、脆弱拟杆菌（*Bacteroides fragilis*）等细菌后可以促进产生 GABA、刺激迷走神经、调节大脑中 GABA 受体表达、上调脑源性神经营养因子（brain-derived neurotrophic factor，BDNF）和催产素水平，进而减轻小鼠的抑郁、焦虑样行为和自闭症样症状，但是在患者中的疗效尚不确定。

五、肠-脑轴与菌群失调

神经精神疾病患者的肠道菌群发生有害变化，粪菌移植可以显著调节肠道菌群的组成、丰度及其代谢产物浓度，有助于将患者菌群恢复至健康水平，通过粪菌移植重建患者的肠道微生态、调节肠-脑轴从而改善神经和心理症状是治疗神经精神疾病的一种新兴治疗手段，正逐渐推广到自闭症谱系障碍（autism spectrum disorder，ASD）、帕金森病（Parkinson's disease，PD）、阿尔茨海默病（Alzheimer's disease，AD）、多发性硬化（multiple sclerosis，MS）、癫痫、抑郁症等疾病的实验研究和临床应用中（图 13-2）。

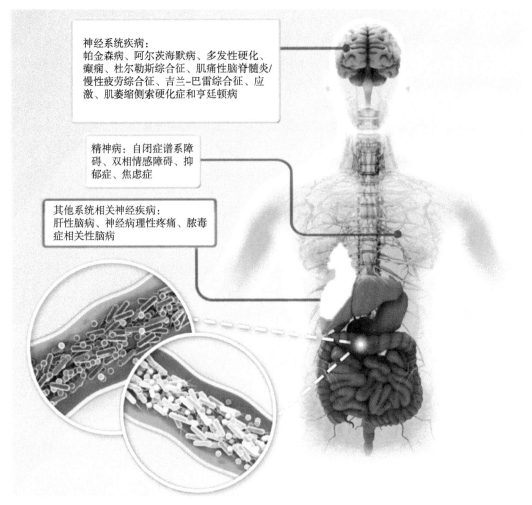

神经系统疾病：
帕金森病、阿尔茨海默病、多发性硬化、癫痫、杜尔勒斯综合征、肌痛性脑脊髓炎/慢性疲劳综合征、吉兰-巴雷综合征、应激、肌萎缩侧索硬化症和亨廷顿病

精神病：自闭症谱系障碍、双相情感障碍、抑郁症、焦虑症

其他系统相关神经疾病：
肝性脑病、神经病理性疼痛、脓毒症相关性脑病

图13-2 粪菌移植治疗神经精神系统疾病

第二节 自闭症谱系障碍

自闭症谱系障碍简称自闭症，又称孤独症，是一组以社交沟通障碍、兴趣或活动范围狭窄及重复刻板行为为主要特征的神经发育性障碍，男性儿童多见。自闭症的致病机制目前尚不清楚，大多数学者认为其发生是遗传、环境、免疫等多种因素综合作用的结果，其中肠道菌群的影响至关重要。自闭症的患病率为1%～2%，且有逐渐增加的趋势。对于自闭症的核心症状，目前尚无确切有效的药物，多采用一些行为干预和心理干预手段来调控自闭症患者的认知功能、社会沟通和行为，总体疗效欠佳。

一、自闭症肠道菌群的变化

很多自闭症患者伴有腹泻、便秘、腹痛、腹胀等胃肠道症状，且胃肠道症状严重的患者常呈现较重的自闭症表现，从而在临床表现上预示其肠道菌群的异常。动物实验和临床研究显示，通过采用16S宏基因组测序等技术检测自闭症的肠道菌群，其菌群组成、多样性、功能和自闭症的发生发展、病情严重程度存在显著的关系。由于患者肠道菌群受到饮食、地域、人种、环境等多种因素的影响，因此自闭症研究可表现出不同的结果，主要包括乳杆菌属（*Lactobacillus*）、脱硫弧菌属（*Desulfovibrio*）、念珠菌属（*Candida*）等菌的丰度增加和弯曲菌属（*Campylo bacter*）、嗜胆菌属（*Bilophila*）、嗜黏蛋白艾克曼菌（*Akkermansia muciniphila*）等菌的丰度减少。部分梭菌被认为是肠道有害菌，可以在肠道中产生外毒素，自闭症患者肠道中增加的梭菌包括副布氏梭菌（*Clostridium paraputri*）、鲍氏梭菌（*Clostridium bolteae*）、产气荚膜梭菌（*Clostridium perfringens*）、艰难梭菌（*Clostridium difficile*）和梭状梭菌（*Clostridium clostridiioforme*），而第三梭菌（*Clostridium tertium*）仅在健康儿童中存在。

虽然对自闭症患者肠道菌群的研究已有很多，但是很难见到结果完全一致的研究，同样的菌在不同的研究中常或多或少地表现出不同的变化趋势，这除了与饮食、地域、人种、环境的影响有关外，还同检测方法、对照组人群、患者的遗传特点（如 *SHANK* 基因和 *EphB6* 基因）和临床表现等存在差异有关，因此需要大样本、多技术的分层分析来进一步明确肠道菌群具体物种和自闭症发生发展的关系。

二、代谢产物的变化

随着质谱技术的发展及其在代谢组学研究中的应用，自闭症患者肠道菌群相关的代谢产物研究日益普及，基于肠道菌群组成和丰度变化的功能预测也能在小分子代谢物水平得到验证。自闭症患者肠道菌群的变化直接导致肠道部分代谢产物浓度变化和肠壁通透性升高，代谢产物经肠壁进入血液循环，进一步通过通透性增高的血脑屏障入脑，从而影响神经精神功能。参与自闭症病理生理过程的肠道代谢产物包括乙酸、丙酸、丁酸、戊酸、己酸、大豆苷元、3-氨基异丁酸、5-氨基戊酸、牛磺酸、大豆异黄酮、GABA、对甲酚等。乙酸、丙酸、丁酸、戊酸属于SCFA，在维持肠道稳态方面发挥重要作用，它们的肠道浓度变化与自闭症及其胃肠道症状的发生发展有关。5-氨基戊酸和牛磺酸是GABA$_A$受体激动剂，自闭症肠道中的5-氨基戊酸和牛磺酸水平降低，导致患者GABA受体信号减弱，从而出现自闭症相关症状，而补充5-氨基戊酸和牛磺酸后病情可以得到改善（图13-3）。GABA浓度在自闭症肠道中降低也支持肠道菌群通过影响GABA信号参与自闭症病理机制的结论。虽然多数研究认为SCFA有利于自闭症病情恢复，但是也有报道认为丙酸可以抑制神经递质的产生，进而导致出现兴趣重复、动作异常、非典型社交等自闭症样症状。

肠道菌群与免疫系统之间有着潜在的联系，细菌代谢产物可以调节免疫细胞的分化及激活，而免疫系统可通过增强肠道屏障作用影响肠道菌群。调节性T细胞（Treg细胞）具有抗炎作用，Th17是一种辅助型T细胞亚型，具有促炎作用。ASD患者血清及肠道中促炎因子水平升高，如IL-17等。而破坏免疫细胞Treg/Th17的平衡可能与ASD具有相关性。经证实，某些梭菌及脆弱拟杆菌可诱导分化Treg细胞，而Th17细胞可受到分段丝状菌调控。

三、炎症状态

ASD患者大脑CNS处于神经炎症状态，其特征是小胶质细胞在大脑转变为过度激活状态——"反应性胶质增生"。ASD患者各大脑区域呈现出反应性更强的小胶质细胞，

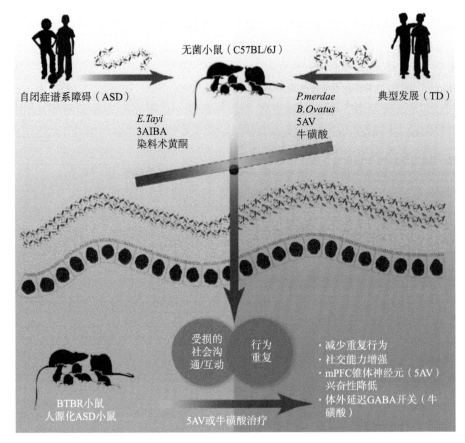

图 13-3　自闭症患者菌群导致小鼠自闭症样症状机制图

这些神经胶质的改变被认为在ASD病理生理学中发挥一定的作用。在生理情况下，小胶质细胞通过吞噬作用进行"突触修剪"，加强重要的神经元细胞连接及去处冗长连接，这个过程对大脑CNS发育起着至关重要的作用，但过度激活可能是有害的。因此，ASD患者在CNS发育过程中，小胶质细胞的反应性状态可能导致神经元细胞形态和连接的变化，引起行为和认知功能的改变。有研究证实，肠菌代谢产物短链脂肪酸可以削弱小胶质细胞反应性状态，恢复正常表型；在丙戊酸钠诱导的ASD小鼠模型中发现，肠菌改变与背侧海马神经炎症标志物增加具有相关性。这些动物实验结果表明，复杂的肠菌及其代谢衍生物可能在CNS发育过程中改变小胶质细胞功能，从而影响ASD发生。

四、氨基酸代谢

肠菌失调、色氨酸代谢的改变可能与ASD的发生具有相关性。在促炎细胞因子（IL-6、IL-1）和TNF的作用下激活吲哚胺-2,3-双加氧酶，将色氨酸催化分解成5-HT与犬尿胺酸，5-HT在各种大脑功能中发挥作用（如情绪、食欲、睡眠等）；犬尿胺酸可以穿过血脑屏障后转化为两种衍生物——犬尿酸或喹啉酸，犬尿酸具有神经保护作用，通过抑制 N-甲基-D-天冬氨酸（NMDA）受体降低神经细胞兴奋毒性，而喹啉酸是NMDA受体激动剂。而ASD患者血清显示出低浓度犬尿酸、高浓度喹啉酸，以及犬尿酸/喹啉酸比率降低。有研究发现，ASD患者直肠组织中色氨酸水平下降、5-羟吲哚乙酸（5-HT的代谢终产物）水平上升，并且与肠菌中某些细菌种类的增加或减少具有相关性。

五、粪菌移植治疗自闭症

在明确自闭症患者肠道菌群变化的基础上，将自闭症患者和对照人群的肠道菌群移植给健康无菌小鼠，结果发现接受自闭症患者菌群移植后的小鼠大脑显示了自闭症相关基因的可变剪接，小鼠行为表现出自闭症样症状，表明部分菌群可以调节自闭症的病理过程和临床表现，可能是导致自闭症的直接病因。

肠道菌群和自闭症患者病情发生发展的关系提示恢复患者肠道菌群可能有助于自闭症的治疗。目前关于菌群治疗自闭症的研究主要有益生菌和粪菌移植治疗，但是整体上尚处于起步阶段，缺乏大样本的随机对照研究数据。用于治疗自闭症的益生菌包括脆弱拟杆菌、罗伊氏乳杆菌、植物乳杆菌（*Lactobacillus plantarum*）、嗜酸乳杆菌（*Lactobacillus acidophilus*）、鼠李糖乳杆菌、干酪乳杆菌（*Lactobacillus casei*）、德氏乳杆菌（*Lactobacillus delbruecki*）、长双歧杆菌、两歧双歧杆菌（*Bifidobacterium bifidum*）等，不同的研究会采用不同的菌种组合，治疗后可以恢复肠道中相应菌株的丰度，抑制梭菌的生长，增加肠道中SCFA浓度，不同程度地改善胃肠道功能、减轻自闭症样症状；但是，由于不同的患者其肠道菌群的变化特点各异，有限菌种数量的组合治疗对自闭症肠道菌群的调控作用不尽相同，理想的方案可能是在大量研究的基础上根据患者的肠道菌群变化情况给予不同的益生菌组合。

在粪菌移植方面，通过构建自闭症小鼠模型，然后移植健康小鼠的肠道菌群，从实验上证实了粪菌移植可以恢复自闭症小鼠肠道的有益菌——嗜黏蛋白艾克曼菌的水平，并改善社交缺陷等自闭症样行为。已有的粪菌移植治疗自闭症患者的报道中，为了提升粪菌移植的疗效，患者一般在移植前口服万古霉素以减少肠道中的有害菌。粪菌移植治疗自闭症患者耐受性好、副作用轻，仅少数患者表现为发热、恶心、呕吐、腹痛、腹泻、便血和胃肠胀气，可自行恢复或给予对症治疗，严重副作用极其少见，粪菌移植可以作为自闭症治疗方式的有益尝试。

第三节　帕金森病

帕金森病是一种常见的中老年神经系统退行性疾病，主要病理变化是黑质多巴胺能神经元进行性退变和路易小体形成，生化改变为纹状体区多巴胺介质减少、多巴胺与乙酰胆碱介质失平衡，临床表现为运动症状和非运动症状，主要包括震颤、肌强直、动作迟缓、姿势平衡障碍、睡眠障碍、嗅觉障碍、便秘等自主神经功能障碍、认知和精神障碍。帕金森病的发病机制可能和遗传、环境、衰老等多种因素有关，其中胃肠道α-突触核蛋白错误折叠后转运到中枢神经系统是可能的机制之一。流行病学调查研究显示我国65岁以上人群患病率为1.7%。帕金森病的治疗方法和手段包括药物治疗、手术治疗、肉毒毒素治疗、运动疗法、心理干预、照料护理等，以药物治疗为主的综合治疗是常用的治疗手段，但是只能改善症状，不能阻止病情的发展，更无法治愈。

一、帕金森病患者的肠菌变化

帕金森病的病理生理机制复杂，其脑-肠轴相关的肠道微生物变化是重要的致病机制。一项意大利的研究显示帕金森病患者肠道内厚壁菌门、拟杆菌门和毛螺菌门的丰度降低，而变形菌门、放线菌门、疣微菌门丰度增加，其中毛螺菌科及其成员丁酸弧菌属、假丁酸弧菌属、粪球菌属和布劳特氏菌属具有抗炎作用和神经保护作用，且部分细菌的丰度变化和帕金森病的病情严重性、患病时间长短有关。SCFA 可以抑制肠道炎症、促进黏蛋白产生、减轻肠壁通透性、减少脂多糖和炎症因子进入脑，补充 SCFA 可以缓解帕金森病患者的运动障碍和多巴胺能神经元退变；患者肠道产 SCFA 菌的减少和 SCFA 的浓度降低会失去 SCFA 的保护作用，从而促进帕金森病的发生发展。

二、粪菌移植治疗帕金森病

帕金森病患者的肠道菌群变化复杂，患者常见便秘等胃肠道症状，这证实了肠道菌群在帕金森病病理生理过程中的关键作用。肠道菌群能够调节帕金森病的肠道屏障通透性，促进小胶质细胞活化，加重 α-突触核蛋白介导的运动障碍和神经炎症（图 13-4）。相关动物实验证实了帕金森病与肠道菌群的关系，将帕金森病小鼠的肠道菌群移植给健康小鼠后导致健康小鼠出现运动障碍和纹状体神经递质减少，表现出帕金森病症状，验

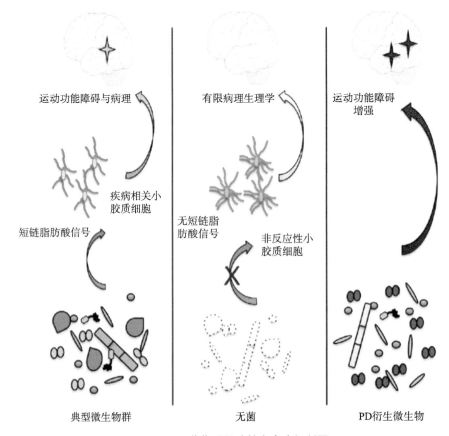

图 13-4　肠道菌群导致帕金森病机制图

证了肠道菌群导致帕金森病的直接作用；而将健康小鼠的肠道菌群移植给帕金森病小鼠后，其纹状体中的多巴胺和5-HT浓度、肠道中的相应菌群丰度得以恢复，并能够减少多巴胺能神经元周围活化的星形胶质细胞数量、抑制TLR4/TBK1/NF-κB/TNF-α信号通路，从而减轻肠道炎症和神经炎症，改善运动功能。

帕金森病的治疗手段多样，通过饮食调控、补充益生菌和益生元、抗生素、粪菌移植等方法调节患者肠道微生物组以建立较低的炎症环境或产生更多的SCFA可能是重要的干预措施。乳杆菌、双歧杆菌、枯草芽孢杆菌（*Bacillus subtilis*）等益生菌治疗可以减轻帕金森病患者的运动障碍，其机制可能与改善多巴胺能神经元功能、减轻突触功能障碍、纠正肠道微生物失调有关。将40～50ml冻存菌液用200ml温生理盐水悬浮后通过鼻肠管在2～4分钟移植到11个伴便秘的帕金森病患者体内并随访12周，结果显示，联合帕金森病评定量表（unified Parkinson's disease rating scale，UPDRS）评分、非运动症状问卷（non-motor symptom questionnaire，NMSQ）、PAC-QOL评分、Wexner便秘评分的分值在移植后都显著降低，表明包括便秘在内的帕金森病相关症状获得缓解；治疗期的常见不良反应都较轻，包括轻度腹泻（9.1%）、腹痛（27.3%）、排气（18.2%）、胃肠胀气（45.5%）、恶心（27.3%）和喉部刺激（18.2%），不会导致粪菌移植治疗的终止；随访期的不良反应包括腹痛（18.2%）、胃肠胀气（18.2%）、排气（9.1%）等，一般为自限性，症状轻。采用新鲜菌液移植给帕金森病患者，用UPDRS评估运动症状、NMSQ评估非运动症状、匹兹堡睡眠质量指数（Pittsburgh sleep quality index，PSQI）评估睡眠质量、PD 39项问卷（PD 39-items questionnaire，PDQ39）评估生活质量、汉密尔顿焦虑量表（Hamilton anxiety scale，HAMA）评估焦虑状况、汉密尔顿抑郁量表（Hamilton depression scale，HAMD）评估抑郁状况，结果显示患者移植后各项指数均显著降低，病情好转，副作用仅表现为少数患者自限性的轻度腹痛、腹泻和胃肠胀气，经结肠镜途径移植的疗效比经鼻肠管移植的疗效更好且能维持更长时间。一例68岁男性帕金森病患者移植健康人新鲜粪菌后，其便秘、情绪、睡眠质量和生活质量等非运动症状均有改善，而震颤和运动迟缓等运动症状则获得显著改善，患者移植后仅有轻微腹痛、腹泻，次日自行缓解，表明了粪菌移植的有效性和安全性。用肠菌胶囊连续治疗帕金森病患者3次后其便秘、腹泻等症状得到明显改善。虽然总体临床病例数较少，但是已有数据已经能够支持粪菌移植治疗帕金森病的疗效，其作用可能与其调控肠道微生物的组成和功能有关。

总之，粪菌移植可以显著调节肠道物种的丰度并恢复抗炎细菌的比例，已成为治疗帕金森病的新兴治疗手段，但是其确切的疗程和疗法需要更多的临床研究结果来支持。

第四节　阿尔茨海默病

阿尔茨海默病（Alzheimer's disease，AD）是发生在老年期和老年前期，以进展性认知功能障碍和行为损害为特征的中枢神经系统退行性病变，其病理特征是脑内β淀粉样蛋白沉积、tau蛋白过度磷酸化导致的神经原纤维缠结和脑萎缩，是导致我国老年人痴呆的首要病因，据国家卫计委2014年调查显示，我国65岁及以上人群中痴呆的发病率为5.56%。阿尔茨海默病的发病是遗传和环境共同作用的结果，*APP*、presenilin 1

（*PSEN1*）和 presenilin 2（*PSEN2*）等常染色体显性遗传致病基因变异是阿尔茨海默病的风险因素，根据认知障碍的严重程度一般将阿尔茨海默病分为临床前阶段、轻度认知障碍和痴呆。临床多采用药物治疗和非药物治疗结合的综合治疗措施，其中药物治疗主要包括胆碱酯酶抑制剂和兴奋性天冬氨酸受体拮抗剂两类，非药物治疗主要包括运动干预、认知训练等，总体疗效有限。

一、阿尔茨海默病患者的肠菌变化

虽然阿尔茨海默病患者的病理变化主要发生在脑部，但是由于微生物-肠-脑轴机制的存在，患者肠道菌群在阿尔茨海默病发生发展中起重要作用。动物实验显示，阿尔茨海默病小鼠和野生型小鼠比较，其拟杆菌属、多形拟杆菌（*Bacteroides thetaiotaomicron*）的丰度增加、厚壁菌门/拟杆菌门的比值降低，普雷沃氏菌属和产丁酸菌减少。其中，产丁酸菌的丰度与阿尔茨海默病患者的认知障碍评分——简易智能状态检查（minimal mental state examination，MMSE）呈正相关，表明其丰度越低，病情越重，而双歧杆菌属等产乳酸菌和艾克曼菌属等产丙酸菌的丰度则与认知障碍评分负相关，粪杆菌属丰度和粪杆菌属/双歧杆菌属的比值甚至可以作为区分患者和健康人群的指标。研究同时发现，患者血液中TNF-α升高和IFN-γ、IL-8、MCP-1、MIP-1α、IP-10减少，其中双歧杆菌的丰度与IL-8浓度负相关，艾克曼菌的丰度与IFN-γ浓度呈负相关、与IP-10浓度呈正相关，肠球菌和棒状杆菌的丰度与TNF-α浓度呈正相关，粪杆菌属、罗斯氏菌属、吉米菌属（*Gemmiger*）、粪球菌属的丰度与TNF-α和IP-10浓度呈负相关，表明肠道菌群的变化和患者免疫功能变化有关。

二、肠道菌群对阿尔茨海默病的作用机制

阿尔茨海默病和微生物的相互作用机制目前尚未完全清楚，肠道微生物群的失调会导致肠壁通透性增加和全身炎症，进而通过神经、免疫、内分泌和代谢等途径促进阿尔茨海默病的病理过程和认知障碍的发展（图13-5）。

患者出现肠道菌群丰度变化的同时，细菌也会影响阿尔茨海默病的病理生理过程。口腔微生物群的长期失调可以导致脑内淀粉样蛋白的产生和神经炎症，提高阿尔茨海默病的发病风险。肠道菌群可以增加阿尔茨海默病脑内β淀粉样蛋白的沉积，促进神经元丢失、认知障碍、小胶质细胞激活等病理损害。啮齿类柠檬酸杆菌（*Citrobacter rodentium*）感染后引起压力诱导的认知功能障碍，给予鼠李糖乳杆菌和瑞士乳杆菌（*Lactobacillus helveticus*）等益生菌后则恢复认知功能；给无菌小鼠移植患者的肠道菌群会导致其粪便中γ-氨基丁酸和牛磺酸等减少，认知能力下降。不同抗菌谱的抗生素作用于阿尔茨海默病小鼠模型会导致不同的结果，链脲佐菌素等抗生素可以诱导小鼠的阿尔茨海默病症状、影响其学习和记忆表现，而利福平、米诺环素等则可以通过降低阿尔茨海默病小鼠脑内β淀粉样蛋白和炎症细胞因子的水平、减少小胶质细胞活化而起到神经保护和抗炎的作用，从而改善认知障碍，而抗生素治疗阿尔茨海默病的临床研究也表现出不同的疗效。这些研究在证实肠道菌群和阿尔茨海默病的相关性的同时也对如何更好地研究其具体机制提出了要求。

三、益生菌治疗阿尔茨海默病

在药物治疗和非药物治疗的效果欠缺时，益生菌和肠道菌群治疗作为缓解阿尔茨海

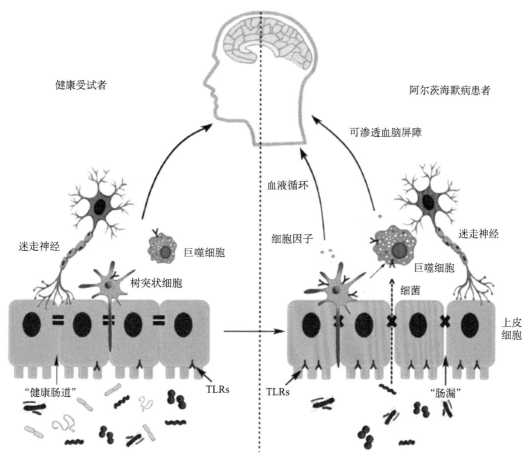

图13-5　阿尔茨海默病的肠-脑轴

默病症状的可能手段受到越来越多的关注。肠道内乳杆菌和双歧杆菌可以增加GABA浓度，发酵乳杆菌（*Lactobacillus fermentum*）可以减轻抗生素诱导的生理和精神异常。丁酸梭菌（*Clostridium butyricum*）可以通过调控阿尔茨海默病肠道微生物和丁酸浓度来减少脑内β淀粉样蛋白沉积、抑制小胶质细胞活化、降低TNF-α和IL-1β浓度，从而减轻神经炎症和认知障碍。

给予阿尔茨海默病小鼠模型*APP/PS1*转基因小鼠益生菌治疗后可以减少海马中β淀粉样蛋白斑块、增加空间记忆、改善认知功能、抑制病情进展。Akbari等开展一项随机双盲对照研究评估益生菌治疗阿尔茨海默病的疗效，将嗜酸乳酸杆菌、干酪乳杆菌、两歧双歧杆菌、发酵乳杆菌的混合制剂给予患者治疗12周，结果显示患者血液丙二醛和高敏C反应蛋白浓度降低、胰岛素敏感性增强、MMSE分值升高、认知功能改善，且未发现副作用。多项研究从实验和临床角度在一定程度上证实了益生菌治疗AD的效果。

四、粪菌移植治疗阿尔茨海默病

健康的肠道菌群有助于保护肠上皮屏障的完整性、抑制肠道和全身炎症，减轻阿尔茨海默病相关症状。Kim等将健康野生型小鼠的粪便微生物群移植到阿尔茨海默病小鼠体内，结果发现阿尔茨海默病小鼠的肠道菌群组成可以恢复到健康小鼠水平，减少了脑内β淀粉样蛋白斑块和神经原纤维缠结的形成，减轻了神经胶质反应性和认知障碍，同时逆转了阿尔茨海默病小鼠结肠巨噬细胞活性相关的基因表达异常和血液单核细胞异常（图13-6），其机制可能与肠道菌群的变化和丁酸盐增加有关。虽然动物实验已有较多证据，但是粪菌移植治疗阿尔茨海默病的临床研究目前很少，Hazan等治疗了一例复发性艰难梭菌感染伴甲氧西林耐药金黄色葡萄球菌性肺炎的阿尔茨海默病患者，症状表现为记忆力减退、注意力分散、抑郁、轻度认知障碍等，患者移植其妻子的粪菌后，不仅治愈了艰难梭菌感染，而且随访发现记忆力好转、认知恢复正常，表明了粪菌移植治疗阿尔茨海默病患者的有效性。

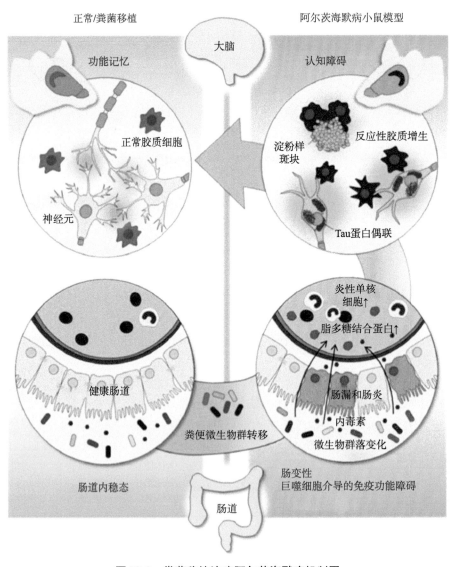

图13-6　粪菌移植治疗阿尔茨海默病机制图

　　总之，阿尔茨海默病患者的肠道菌群发生变化、肠壁通透性增高，菌群移植可以调控阿尔茨海默病患者的肠道菌群，进而通过微生物-肠-脑轴等机制抑制疾病的病理过程，有望成为阿尔茨海默病治疗中新的辅助手段。

第五节　多发性硬化

　　多发性硬化是一种以中枢神经系统炎性脱髓鞘病变为主要特点的免疫介导性疾病，好发于青壮年，女性多见，其病因尚不明确，可能与遗传、环境、EB病毒感染等多种因素相关。多发性硬化可累及中枢神经系统各个部位，主要是白质，病理上表现为中枢神经系统多发髓鞘脱失，可伴有神经细胞及其轴索损伤；临床具有时间多发和空间多发的特点，一般分为复发缓解型MS（relapsing remitting multiple sclerosis，RRMS）、继发进展型MS（secondary progressing multiple sclerosis，SPMS）、原发进展型MS（primary progressing multiple sclerosis，PPMS）和少见的良性型MS（benign MS）、恶性型MS（malignant MS），常见症状包括视力下降、复视、肢体感觉障碍、肢体运动障碍、共济失调、膀胱或直肠功能障碍等，根据不同病情可分别采用糖皮质激素、血浆置换、特立氟胺、干扰素β、阿仑珠单抗（alemtuzumab）、米托蒽醌（mitoxantrone）等治疗，一般只能降低复发的风险、延长神经系统症状的缓解时间并阻止疾病的进展，难以完全治愈。

一、多发性硬化患者的肠菌变化

　　多发性硬化的病理机制主要和免疫有关，其小鼠模型也是自身免疫性脑脊髓炎（autoimmune encephalomyelitis，EAE），而微生物-肠-脑轴的重要机制之一就是免疫机制，通过肠道菌群变化影响免疫功能从而促进多发性硬化的病理过程。由于多发性硬化病情存在缓解、复发、进展等不同阶段，因此其肠道菌群组成变化复杂，不同的研究结果也不相同。其中研究较为一致的结果主要是链球菌属和艾克曼菌属的丰度增加、普雷沃氏菌属的丰度降低，表明了这些菌在多发性硬化研究中的重要性。

　　梭菌目、毛螺菌科、瘤胃球菌科的一些菌可以产生丁酸等SCFA，菌的丰度降低会导致肠道SCFA减少，研究也证实了多发性硬化患者粪便中乙酸、丙酸和丁酸的浓度降低。SCFA水平降低、普雷沃氏菌丰度减少或链球菌丰度增加会导致Treg细胞数量减少、Th17细胞数量增加，从而增强患者免疫性炎症，导致多发性硬化的发生发展。另外，丁酸盐可以抑制脱髓鞘、促进髓鞘再生，其浓度降低可能和多发性硬化的脱髓鞘加重有关。

二、肠道菌群对多发性硬化的影响

　　肠道微生物可以通过增强免疫反应而导致RRMS、进展型MS等各型MS，在促进MS的发作和随后的疾病活动中起重要作用，其肠道菌群的变化主要是组成的变化，而不是多样性的变化。采用EAE小鼠模型研究显示抗生素可以通过消耗肠道微生物而抑制炎症反应、降低IFN-γ和IL-17A水平、升高IL-10浓度，从而减轻EAE；无菌小鼠的EAE难以诱导，恢复有菌后则随后促进EAE的病理过程，而移植多发性硬化患者的肠道菌群会导致EAE更严重。肠道菌群对多发性硬化有免疫促发作用，调节多发性硬化患者的肠道菌群从而增加有益菌、减少有害菌可以作为治疗多发性硬化的辅助方法。

三、益生菌治疗多发性硬化

益生菌作为补充患者肠道有益菌的方法已经在很多疾病中应用，治疗多发性硬化的益生菌主要包括乳杆菌属、双歧杆菌属等。动物实验表明，植物乳杆菌、嗜酸乳杆菌、罗伊氏乳杆菌、干酪乳杆菌、动物双歧杆菌（*Bifidobacterium animalis*）、两歧双歧杆菌、嗜热链球菌（*Streptococcus thermophilus*）等益生菌的摄入可以改变肠道微生物组成，促进抗炎相关的IL-4、IL-10等细胞因子表达，抑制炎症相关的IL-17、IFN-γ、IL-6等细胞因子表达，增加Th2和调节性T细胞的数量，减少Th1和Th17细胞的数量，表明益生菌可以通过抑制免疫反应而改善多发性硬化的症状，并降低多发性硬化的发病率和严重程度、延缓病情进展，有助于疾病的预防和治疗（图13-7）。

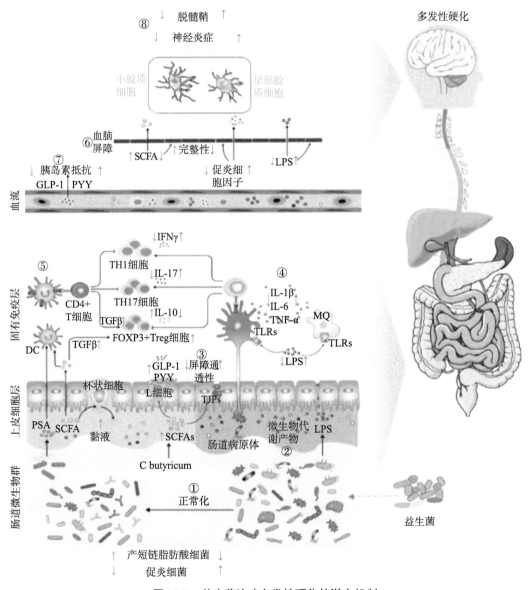

图13-7　益生菌治疗多发性硬化的潜在机制

普雷沃氏菌（*Prevotella histicola*）通过增加多发性硬化肠道普雷沃氏菌丰度和类似的免疫调控机制也可以减轻EAE。将含有副干酪乳杆菌（*Lactobacillus paracasei*）、植物乳杆菌、嗜酸乳杆菌、德氏乳杆菌、长双歧杆菌、婴儿双歧杆菌（*Bifidobacterium infantis*）、短双歧杆菌（*Bifidobacterium breve*）、嗜热链球菌的混合制剂给予多发性硬化小鼠口服后可以改变肠道菌群的组成、升高血浆丁酸和乙酸浓度、调控机体免疫反应、抑制脑内小胶质细胞和星形胶质细胞增生和白细胞浸润，从而减轻炎症、改善运动功能。临床研究显示嗜酸乳杆菌、干酪乳杆菌、两歧双歧杆菌和发酵乳杆菌治疗12周后多发性硬化患者的高敏C反应蛋白、丙二醛浓度降低，其残疾状况、抑郁和焦虑程度获得改善。

虽然益生菌的治疗显示出一定疗效，但是目前尚缺乏足够的临床数据，且研究显示罗伊氏乳杆菌等益生菌既可能缓解EAE，也可能加重EAE的病理过程和症状，因此需要严格的多中心大样本临床研究进一步评估其疗效。

四、粪菌移植治疗多发性硬化

肠道微生物和多发性硬化的关系比较复杂，有害菌会促进多发性硬化的发生发展，而有益菌则有助于延缓、抑制多发性硬化病情。与益生菌相比，使用粪菌移植的优势在于其能够恢复完整的有益微生物组成并重建丢失的微生物，使患者肠道微生物组成更接近健康供体。构建EAE小鼠模型，与健康小鼠比较，肠道中拟杆菌门减少，厚壁菌门、软壁菌门（Tenericutes）、蓝菌门则增加；EAE小鼠移植健康小鼠的粪菌后，这些细菌的丰度和健康小鼠接近，并显著降低了疣微菌门的艾克曼菌属丰度和提高了拟杆菌门的普雷沃氏菌属丰度，伴随小鼠血脑屏障通透性降低、小胶质细胞和星形胶质细胞的数量减少和活化降低、脱髓鞘减少、正常髓鞘数量增加，表明粪菌移植可以通过纠正小鼠紊乱的肠道菌群而保护髓鞘和轴突、减缓EAE的发展、减轻EAE的临床症状，证明了粪菌移植治疗MS的潜力。

在治疗一例复发性艰难梭菌肠炎伴SPMS的患者时，移植其丈夫的粪菌后，发现在治愈艰难梭菌肠炎的同时，患者的SPMS也获得了缓解并持续稳定达10年，提示粪菌移植在临床治疗MS患者中的良好效果和前景。Engen等采用粪菌移植治疗MS患者，将来自健康人的冻存粪菌水浴融化后通过直肠导管注入结肠，保留至少2小时，疗程为每天移植1次、连续移植5天，患者住院后治疗一个疗程，休息2天后再治疗一个疗程，出院后随访疗效，当症状有所缓解时，再移植1～2个疗程，结果表明粪菌移植后患者的厚壁菌门/拟杆菌门比值和普氏菌科/拟杆菌科比值升高，普氏粪杆菌等产丁酸菌丰度显著增加，伴随血清中BDNF浓度和粪便中丙酸盐、丁酸盐浓度升高；移植后患者的行走和平衡功能改善，腹痛、便秘等胃肠道症状减轻，且没有明显的不良反应，表明粪菌移植可通过改善多发性硬化患者肠道微生物组成、促进产生SCFA来缓解病情，具有较好的安全性和有效性。

第六节　其他神经精神系统疾病

粪菌移植作为一项通过调节微生物-肠-脑轴来干预神经精神系统病理生理过程的

治疗手段，已经在临床前研究中确认了疗效，且已应用于部分神经精神系统疾病的临床治疗中，除了自闭症、帕金森病、阿尔茨海默病、多发性硬化外，癫痫、抑郁症、躁郁症等也报道了粪菌移植的实验研究和临床研究结果。

一、癫痫

癫痫是以大脑反复异常自发放电为特点的神经系统疾病，其发病可能和异常神经网络、线粒体疾病、胶质细胞功能异常、肠道菌群异常、脑内炎症、离子通道异常等有关，虽然目前已有大量控制癫痫发作的药物，但是很多患者仍然治疗困难。有研究报道治疗一例22岁女性克罗恩病伴17年癫痫病史的患者，将1名健康小学女生的新鲜粪菌移植给患者3次后发现，不仅患者克罗恩病的病情好转，而且其癫痫病情在停用抗癫痫药物后超过20个月没有发作，表明了粪菌移植在治疗癫痫中的应用前景。

二、抑郁症

抑郁症又称为抑郁障碍，是一种较为常见的精神性疾病，发病机制复杂，可能与遗传、生物和环境因素等有关，肠道菌群紊乱在其中起到重要的作用，表现为患者的拟杆菌目等细菌增加、毛螺菌科等细菌减少。

已有研究表明，抑郁症患者血清中促炎细胞因子水平升高，主要是IL-1、IL-6、TNF等。研究证实抑郁小鼠模型其肠道内拟杆菌属丰度降低而梭菌属丰度上升，应激小鼠菌群多样性也显著降低，此外，处于社会压力源的小鼠体内IL-6及MCP-1水平显著提升，这与多利亚属、粪球菌属和假丁酸弧菌属具有相关性。炎症小体激活caspase-1蛋白酶上调IL-1及IL-18的分泌作用、增强应激诱导的免疫反应也被认为在抑郁症发展中起到至关重要的作用。敲除表达caspase-1蛋白酶基因的小鼠降低了IL-1及IL-18分泌作用，显著改善了抑郁样行为，与此同时，也影响了肠道菌群的变化。抗IL-6受体抗体小鼠模型体内厚壁菌门/拟杆菌酶的比值下降，展现出了抗抑郁疗效，这也表明IL-6受体激活可能引起抑郁症状的产生。肠菌失调促进促炎反应释放炎症因子经循环过程进入大脑CNS，小胶质细胞迅速被激活，介导CNS损伤及内源性免疫反应，发挥神经毒性作用引发抑郁。

肠菌失调可影响HPA轴及脑源性神经营养因子（brain-derived neurotrophic factor，BDNF），引起抑郁症状。BDNF主要在CNS内表达，海马及大脑皮质的含量最高。BDNF可增加突触的可塑性、促进神经细胞的发育及生存，尤其是5-HT和DA能神经元的发育分化以及海马神经的发生。当外源性压力提升时可以激活N-甲基-D-天冬氨酸受体，下调BDNF表达，促进抑郁发作。研究证实，抑郁模型小鼠经刺激后，可激活HPA轴，糖皮质激素较正常小鼠显著提升，大脑皮质及海马区BDNF显著下降。糖皮质激素也可作用于肠黏膜上皮细胞，增加肠壁的通透性，改变肠道微生态环境影响肠道菌群。

压力诱导的抑郁症大鼠模型移植健康大鼠的粪菌后可增加5-HT浓度，降低IL-1β和TNF-α水平，抑制小胶质细胞和星形胶质细胞的活化和NLRP3炎性体的激活，从而改善抑郁症样症状，表明粪菌移植具有抗抑郁和抑制神经炎症的作用。粪菌移植对酒精诱导的小鼠焦虑和抑郁行为也显示了缓解作用。

三、躁郁症

躁郁症又称为双相精神障碍，是一种严重的精神性疾病，与遗传、环境等多种因素有关，表现为躁狂、轻躁狂和抑郁交替发作。近年来的研究发现躁郁症的发生发展和肠道菌群紊乱有关，患者肠道的放线菌门、红蝽菌纲（Coriobacteria）丰度增加，粪杆菌属和瘤胃球菌科菌减少，且粪杆菌属减少程度和疾病严重性相关。一例药物治疗不满意的躁郁症患者移植了9次其丈夫的粪菌，移植的同时尝试停用碳酸锂等精神类药物，结果显示患者移植后抑郁症状消失，6个月后躁狂症状消失，在不服用药物的情况下持续没有症状，表明粪菌移植有望用于临床治疗躁郁症。

四、Tourette综合征

Tourette 综合征（Tourette syndrome，TS）又名抽动秽语综合征，是一种儿童期发病的神经发育障碍性疾病，主要表现为多种运动性抽动和至少1种发声性抽动，大多共患其他精神障碍性疾病，治疗方法包括行为干预、药物治疗、外科手术、经颅磁刺激等，疗效不一。随着微生物－肠－脑轴研究的深入，用粪菌移植治疗Tourette综合征，将一名健康14岁男性的粪菌悬液移植给9岁的Tourette综合征男孩，分别通过胃镜移植到小肠100ml和通过结肠镜移植到结肠300ml，结果显示治疗后8周，患者的抽动症状明显减轻，不自觉的发声已经消失，表现出粪菌移植对Tourette综合征的疗效。

五、中枢神经系统损伤

中枢神经系统损伤包括脊髓损伤和脑损伤。动物实验显示脊髓损伤小鼠肠道厚壁菌门、毛螺菌科、布劳特氏菌属、丁酸单胞菌属、厌氧棒杆菌属丰度降低，嗜胆菌属丰度增加，SCFA浓度减低，将健康小鼠的粪菌移植给脊髓损伤小鼠后，这些变化的菌群丰度得以恢复，伴随粪便SCFA浓度升高，肠道和神经炎症减轻，促进了神经元存活和突触再生。大鼠脑创伤后其肠道产SCFA菌、厚壁菌门、蓝菌门等菌的丰度降低，拟杆菌门、放线菌门等菌的丰度升高，移植健康大鼠的粪菌可以逆转这些变化的菌群丰度，纠正菌群失调，改善学习能力和记忆力等神经功能。虽然目前尚无相关临床研究，但是临床前研究结果表明粪菌移植可以通过重塑肠道菌群来促进中枢神经系统损伤的恢复，为患者的治疗提供了新的思路。

六、其他疾病

除上述疾病外，神经精神系统的粪菌移植研究还涉及缺血性脑卒中、Guillain-Barré综合征、精神分裂症、神经性厌食、慢性疲劳综合征、亨廷顿病（Huntington's disease）等多种疾病，但是以动物实验为主，需要进一步的实验验证和临床疗效评估。

第七节　粪菌移植治疗神经精神系统疾病的机遇和挑战

肠道微生物通过调控代谢、免疫等途径参与神经精神系统疾病的发生发展过程，调节肠道菌群已成为治疗神经精神系统疾病的新兴手段，粪菌移植有望通过恢复患者的肠道微生态辅助疾病的康复。但是，由于肠道菌群的复杂性，其组成、多样性和丰度变化易受饮食、地域、药物等多种因素的影响，因此需要开展多中心大样本临床研究来进一步支持粪菌移植的临床疗效。

一、FMT治疗的优点

神经精神系统疾病发病机制复杂，症状明显，无论是帕金森病、阿尔茨海默病、多发性硬化等神经系统疾病，还是自闭症、抑郁症等精神疾病，都是慢性疾病，需要长期药物控制，有的患者副作用大，有的患者疗效差，严重影响生活质量，而粪菌移植作为一种重建人体健康肠道微生态的治疗手段，可以从整体上通过微生物-肠-脑轴减轻患者病情，为神经精神系统疾病打开了新的思路。

二、FMT治疗面临的挑战

人体的肠道菌群可受到各种因素的影响，饮食中的维生素、盐、酒精、膳食纤维等含量的不同会导致不同的肠道菌群特征，生活环境和方式、遗传、吸烟、药物等也会造成肠道菌群的变化，很难找到肠道微生物完全一致的两个个体，也不可能将一组特定的微生物确定为对所有个体都有益的微生物。艾克曼菌属和双歧杆菌属细菌作为常见的有益菌，在很多疾病中的丰度降低，但是在一些神经精神系统疾病患者中的丰度却高于健康人，并且可能和神经病理的发生发展相关，在中枢神经系统疾病中具有负面作用，这些情况对于如何选择更合适的供体粪菌用于移植造成了挑战。

目前对于粪菌移植治疗中枢神经系统疾病的研究尚处于起步阶段，其中动物实验所造的疾病模型与一定差异，而且临床患者的个体特征各异，粪菌的来源、制备方法、移植途径、移植疗程、移植前处理等也没有统一的标准，对粪菌移植治疗中枢神经系统疾病的方法优化及其标准化增加了难度。同时，作为常用于菌群分析的16S RNA测序，研究者采取不同的样本处理、微生物核酸提取、文库构建、测序和分析方法，会得出不同的研究结果，从而混淆不同的菌群和疾病发生、粪菌移植治疗效果的关系。多种混杂因素的存在，为粪菌移植的推广应用造成了难度。

总之，目前的研究已表明粪菌移植是一些神经精神系统疾病的一种有前景的治疗选择。但是，已经进行或正在进行的人体研究数量有限，而对于某些疾病，仅进行了动物实验，需要大型随机双盲对照试验来进一步阐明FMT治疗神经精神系统疾病的方式方法。由于神经精神系统病种多样，很多患者同时有胃肠道症状，且会出现多种疾病并存的情况，严格设计好对照、做好基于肠道菌群特点的供体和受体配型，可能是未来推动粪菌移植治疗中枢神经系统疾病的研究思路。

（沈宏辉　杨振鹏　王玉莹）

参 考 文 献

沈雁文，石秀玉，邹丽萍，2020. 癫痫治疗的机制研究新进展. 解放军医学院学报，41（12）：1240-
　　1246.
薛刘军，欧洲，王丽君，等，2019. 粪菌移植替代多巴胺能药物治疗帕金森病案例分析. 临床神经病学杂志，32（5）：329-332.

中华医学会儿科学分会发育行为学组，中国医师协会儿科分会儿童保健专业委员会，儿童孤独症诊断
　　与防治技术和标准研究项目专家组，2017. 孤独症谱系障碍儿童早期识别筛查和早期干预专家共识.
　　中华儿科杂志，55（12）：890-897.

Abraham D，Feher J，Scuderi GL，et al，2019. Exercise and probiotics attenuate the development of
　　Alzheimer's disease in transgenic mice：role of microbiome. Exp Gerontol，115：122-131.

Akbari E，Asemi Z，Daneshvar Kakhaki R，et al，2016. Effect of probiotic supplementation on cognitive
　　function and metabolic status in Alzheimer's disease：A randomized，double-blind and controlled trial.
　　Front Aging Neurosci，8：256.

Brown J，Quattrochi B，Everett C，et al，2021. Gut commensals，dysbiosis，and immune response im-
　　balance in the pathogenesis of multiple sclerosis. Mult Scler，27（6）：807-811.

Cox LM，Maghzi AH，Liu SR，et al，2021. Gut microbiome in progressive multiple sclerosis. Ann
　　Neurol，89（6）：1195-1211.

Cryan JF，Dinan TG，2012. Mind-altering microorganisms：the impact of the gut microbiota on brain and
　　behaviour. Nat Rev Neurosci，13（10）：701-712.

Doifode T，Giridharan VV，Generoso JS，et al，2021. The impact of the microbiota-gut-brain axis on
　　Alzheimer's disease pathophysiology. Pharmacol Res，164：105314.

Esmaeil Amini M，Shomali N，Bakhshi A，et al，2020. Gut microbiome and multiple sclerosis：new in-
　　sights and perspective. Int Immunopharmacol，88：107024.

Goo N，Bae HJ，Park K，et al，2020. The effect of fecal microbiota transplantation on autistic-like be-
　　haviors in Fmr1 KO mice. Life Sci，262：118497.

He Z，Cui BT，Zhang T，et al，2017. Fecal microbiota transplantation cured epilepsy in a case with
　　Crohn's disease：the first report. World J Gastroenterol，23（19）：3565-3568.

Kang DW，Adams JB，Coleman DM，et al，2019. Long-term benefit of microbiota transfer therapy on
　　autism symptoms and gut microbiota. Sci Rep，9（1）：5821.

Kang DW，Adams JB，Gregory AC，et al，2017. Microbiota transfer therapy alters gut ecosystem and
　　improves gastrointestinal and autism symptoms：an open-label study. Microbiome，5（1）：10.

Kang DW，Adams JB，Vargason T，et al，2020. Distinct fecal and plasma metabolites in children with
　　autism spectrum disorders and their modulation after microbiota transfer therapy. mSphere，5（5）：
　　e00314-e00320.

Kishikawa T，Ogawa K，Motooka D，et al，2020. A metagenome-wide association study of gut micro-
　　biome in patients with multiple sclerosis revealed novel disease pathology. Front Cell Infect Microbiol，
　　10：585973.

Kouchaki E，Tamtaji OR，Salami M，et al，2017. Clinical and metabolic response to probiotic supple-
　　mentation in patients with multiple sclerosis：A randomized，double-blind，placebo-controlled trial.
　　Clin Nutr，36（5）：1245-1249.

Kuai XY，Yao XH，Xu LJ，et al，2021. Evaluation of fecal microbiota transplantation in Parkinson's
　　disease patients with constipation. Microb Cell Fact，20（1）：98.

Lin C，Zhao S，Zhu Y，et al，2019. Microbiota-gut-brain axis and toll-like receptors in Alzheimer's dis-
　　ease. Comput Struct Biotechnol J，17：1309-1317.

Ma B，Liang J，Dai M，et al，2019. Altered gut microbiota in Chinese children with autism spectrum
　　disorders. Front Cell Infect Microbiol，9：40.

Martínez-González AE，Andreo-Martínez P，2020. Prebiotics，probiotics and fecal microbiota transplantation in autism: a systematic review. Rev Psiquiatr Salud Ment（Engl Ed），13（3）：150-164.

Mestre L，Carrillo-Salinas FJ，Feliú A，et al，2020. How oral probiotics affect the severity of an experimental model of progressive multiple sclerosis? Bringing commensal bacteria into the neurodegenerative process. Gut Microbes，12（1）：1813532.

Morshedi M，Hashemi R，Moazzen S，et al，2019. Immunomodulatory and anti-inflammatory effects of probiotics in multiple sclerosis: a systematic review. J Neuroinflammation，16（1）：231.

Painold A，Mörkl S，Kashofer K，et al，2019. A step ahead: exploring the gut microbiota in inpatients with bipolar disorder during a depressive episode. Bipolar Disord，21（1）：40-49.

Qureshi F，Adams J，Hanagan K，et al，2020. Multivariate analysis of fecal metabolites from children with autism spectrum disorder and gastrointestinal symptoms before and after microbiota transfer therapy. J Pers Med，10（4）：152.

Sgritta M，Dooling SW，Buffington SA，et al，2019. Mechanisms underlying microbial-mediated changes in social behavior in mouse models of autism spectrum disorder. Neuron，101（2）：246-259.

Shahi SK，Freedman SN，Murra AC，et al，2019. *Prevotella histicola*，a human gut commensal，is as potent as COPAXONE® in an animal model of multiple sclerosis. Front Immunol，10：462.

Tremlett H，Waubant E，2018. Gut microbiome and pediatric multiple sclerosis. Mult Scler，24（1）：64-68.

Vendrik KEW，Ooijevaar RE，de Jong PRC，et al，2020. Fecal microbiota transplantation in neurological disorders. Front Cell Infect Microbiol，10：98.

Xu HM，Huang HL，Zhou YL，et al，2021. Fecal microbiota transplantation: a new therapeutic attempt from the gut to the brain. Gastroenterol Res Pract，2021：6699268.

Xue LJ，Yang XZ，Tong Q，et al，2020. Fecal microbiota transplantation therapy for Parkinson's disease: a preliminary study. Medicine（Baltimore），99（35）：e22035.

Zeng Q，Gong JL，Liu XY，et al，2019. Gut dysbiosis and lack of short chain fatty acids in a Chinese cohort of patients with multiple sclerosis. Neurochem Int，129：104468.

Zhai QX，Cen S，Jiang JC，et al，2019. Disturbance of trace element and gut microbiota profiles as indicators of autism spectrum disorder: a pilot study of Chinese children. Environ Res，171：501-509.

Zhao H，Gao X，Xi L，et al. Fecal microbiota transplantation for children with autism spectrum disorder// DDW 2019 ASGE Program and Abstracts，Gastrointestinal Endoscopy，M. B. Wallace（San Diego，CA），AB512-AB513.

Zhuang ZH，Yang RT，Wang WX，et al，2020. Associations between gut microbiota and Alzheimer's disease，major depressive disorder，and schizophrenia. J Neuroinflammation，17（1）：288.

第14章

粪菌移植治疗其他疾病

第一节 风 湿 病

一、微生物与风湿病

风湿性疾病（Rheumatic disease）是一组累及骨与关节及其周围软组织（如肌肉、肌腱、滑膜、滑囊、韧带和软骨等）及其他相关组织和器官的慢性疾病。风湿性疾病包含十大类100余种疾病，病因多样，机制不明，但多数与自身免疫反应密切相关。常见的风湿病包括弥漫性结缔组织病类如类风湿关节炎、红斑狼疮、硬皮病等，脊柱关节炎类如强直性脊柱炎、反应性关节炎等，退行性变类如原发性骨关节炎、继发性骨关节炎等。构成肠道微生物群的数十亿细菌影响肠道水平的先天和适应性免疫反应，这些微生物也可能影响风湿病。有证据表明，肠道微生物群的变化改变了类风湿关节炎和强直性脊柱炎等免疫介导疾病的发病机制。微生物群的稳态和平衡的改变可能导致宿主免疫系统的平衡发生微妙但深刻的改变，从而可能导致疾病的炎症状态。

（一）肠道菌群与免疫反应

人类组织相容性抗原HLA-B27变体与强直性脊柱炎（ankylosing spondylitis，AS）的发病率降低有关，HLA-B27与强直性脊柱炎的相关性自20世纪70年代就已为人所知，这种关系也适用于其他脊柱关节炎。研究表明，炎症性肠病（IBD）或肠道炎症在脊柱关节炎患者中更为普遍，一些与AS相关的基因也与IBD相关，包括与肠道生理学和免疫学相关的基因。基于这些关联，推测肠道微生物群的失衡和缺陷可能在脊柱关节炎（spondyloarthritis，SpA）的发病机制中发挥作用，同时HLA-B27影响肠道微生物群及其代谢物。HLA-B27可以导致肠道通透性的增加，这导致持续的抗原刺激，并激活效应T细胞。HLA-B27还可诱导内质网应激反应，促进自噬/折叠蛋白反应（autophagy/unfolded protein response，UPR），导致TNF、IL-17的释放，帕内特细胞（paneth cell）过表达IL-23，以及γ干扰素在Th17细胞中的表达增加。IL-23可以通过刺激中性粒细胞和巨噬细胞中IL-17、IL-6、IL-8和TNF的产生来调节自反应性Th17细胞的成熟，诱导慢性炎症。同时有证据表明，HLA-B27可能直接与革兰氏阴性菌相互作用，通过抗原模拟激发免疫应答，或通过改变细菌表达的基因影响树突状细胞功能并影响免疫应答。

（二）肠道菌群与氨基酸代谢

肠道菌群失调影响风湿病发病的最佳例证是类风湿关节炎（rheumatoid arthritis，

RA）及其与瓜氨酸蛋白的关系。蛋白质在核糖体中合成后，通过翻译后修饰进一步改变和特化。其中一个涉及精氨酸转化为瓜氨酸的过程称为瓜氨酸化，在细胞凋亡的生理过程中发生。这种"生物操作"是由肽精氨酸脱亚胺酶（peptidyl arginine deiminase，PAD）催化的，并产生一种不被基因组编码的氨基酸。在人类中，有五种PAD同工酶（1～4和6）在不同的组织和器官中表达，它们参与了人体的许多生理功能。它们在肠上皮中积极表达，使其成为瓜氨酸肽的来源。口腔微生物群的变化也可以影响RA的进展和结果并且牙龈卟啉单胞菌（PG）在其中发挥了主要作用。PG存在于口腔，并在牙周炎患者中增殖。PG表达的PAD可导致瓜氨酸化，这可能解释了RA与牙周炎的密切关系。有报道称RA患者的血清抗体水平与PG⁺的ACPAs直接相关。

通过了解瓜氨酸化过程及其与口腔微生物群（主要是PG）的关系，RA很好地证明了胃肠道微生物群和感染在风湿病中的角色。在SpA中，肠道通透性改变和HLA-B27在诱导这种改变中的作用可能触发了抗原刺激和T细胞活化。在瓜氨酸化方面，以前认为瓜氨酸蛋白是RA患者滑膜特有的，但也有报道显示瓜氨酸蛋白也存在于非RA炎症条件下的滑膜中。这可能解释了它在其他炎症性关节病中的作用。

二、肠道菌群对疾病的影响

肠道微生物的代谢物可以根据其生物学功能分为几大类，其中包括由发酵膳食纤维和碳水化合物产生的短链脂肪酸（SCFA）和中链脂肪酸（MCFA）、由初级胆汁酸转化而来的次级胆汁酸、由肉源性胆碱和L-肉碱产生的代谢物、其他脂类（包括共轭脂肪酸和胆固醇）。此外，肠道微生物群有助于维生素K、B_{12}和叶酸的产生，以及吲哚衍生物（如γ-氨基丁酸）的产生，这些衍生物会影响中枢神经系统中脑源性神经营养因子的水平。多项研究表明，肠道微生物代谢物深刻影响正常生理和疾病（图14-1）。在风湿病中，这种影响既可以通过直接干扰树突状细胞、巨噬细胞和T细胞的生理实现，也可以间接通过调节能量代谢和诱导肥胖实现，这是类风湿关节炎（RA）、银屑病关节炎（psoriatic arthritis，PsA）和骨关节炎的危险因素。饮食习惯和（或）肠道微生物群落的改变可间接改变下游各种代谢物的产生和浓度，从而发挥局部和系统的免疫调节作用。

肠道微生物将膳食纤维转化为SCFA和MCFA，将初级胆汁酸转化为次级胆汁酸，将胆碱衍生物转化为三甲胺（TMA）。SCFA通过多种G蛋白偶联受体（GPCR）抑制组蛋白去乙酰化酶（HDAC），改变调节性T细胞和树突状细胞的生物学特性或激活炎性小体。次级胆汁酸激活跨膜GPCR、TGR5和FXR，分别诱导T_3甲状腺激素和成纤维细胞生长因子19（FGF19）。这些途径和最终产物可调节各种炎症、代谢和自身免疫性疾病。益生菌调节宿主的免疫系统，增强肠道屏障功能，限制肠道病原体。

三、粪菌移植治疗风湿病

尽管FMT尚未用于风湿病治疗，然而当讨论这种方法在炎症性关节炎中的潜在应用时，IBD的研究结果是相关的，特别是与溃疡性结肠炎相比，SpA和克罗恩病之间的相关性更强。如果克罗恩病的FMT治疗效果很好，预计SpA的其他肠外表现也会对该方法产生反应。尽管相关机制证据支持FMT的治疗潜力，但尚未清楚该策略是否适用

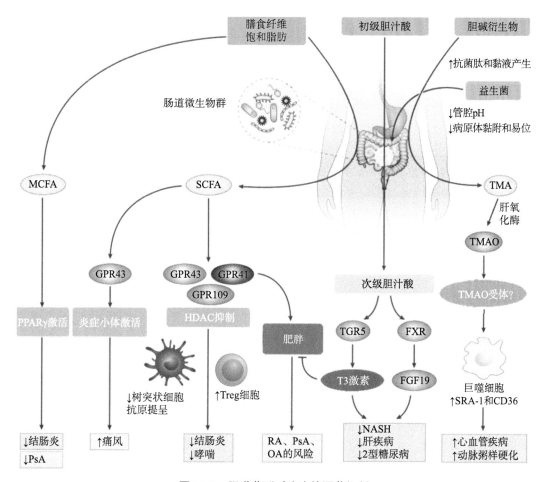

图14-1 肠道菌群对疾病的调节机制

NASH：非酒精性肝病；PPARγ：过氧化物酶体增殖物激活受体γ；SRA-1：清道夫受体A-1；TMAO：氧化三甲胺

于风湿性疾病。仔细的试验设计加上分类学、宏基因组学和代谢组学分析在这一领域至关重要。为了真正了解其潜在的免疫调节作用，FMT应该首先在以前未经治疗的新发疾病患者或对任何其他治疗无反应的晚期疾病患者中进行尝试。

第二节 过敏性疾病

胃肠道微生物群是消化食物、对病原体产生抗性、黏膜相关淋巴组织的发育以及局部和系统免疫稳态所必需的。胃肠道微生物的某些成分被广泛认为是其宿主免疫反应的关键调控者，这包括微生物群中的细菌成员和寄生线虫。胃肠道微生物群的免疫调节成员的免疫调节主要是破坏宿主的抗菌免疫防御，促进持续定植，同时可以产生一个额外的作用，可能会预防或抑制对无害抗原不适当反应导致的免疫紊乱，如过敏、结肠炎或自身免疫。

一、新生儿菌群的建立

个人过敏风险受到环境和生活方式的影响，包括饮食、出生国家、接触抗生素（特别是在生命早期）、卫生、接触宠物和牲畜、分娩方式、母乳喂养，以及遗传和表观遗传因素。流行病学和实验研究支持这样的假设：胃肠道微生物群的组成和多样性严重影响变态性疾病的发展。肠道微生物群的组成受到环境和生活方式的强烈影响，而这些又反过来影响过敏和其他非传染性疾病（NCD）的风险。

一些研究表明在农村农业环境和畜牧接触环境中长大对过敏具有有益影响，因此，早期或产前微生物接触似乎解释了农民孩子低过敏风险的原因，从机制上看是由于先天免疫反应的差异，以及增加脐带血调节性T细胞的数量和功能。此外，从养狗或猫的家庭中分离出来的灰尘样本中发现的细菌群落更丰富、更多样，而在婴儿期暴露于这种环境被认为可以防止儿童时期发生过敏性疾病。

分娩方式和母乳喂养影响人类肠道微生物群的建立和过敏的风险。研究发现，细菌DNA存在于新生儿的第一份粪便和胎儿胎盘中，这表明肠道菌群的获得可能已经在子宫中开始，然后在出生和出生后进一步完成。在出生时，第一个主要的微生物暴露来源于母亲的阴道和肛周微生物群。因此，新生儿的肠道菌群类似于母亲的阴道。相比之下，剖宫产（CS）分娩的新生儿获得的肠道微生物群与母亲皮肤上发现的相似。通过剖宫产出生的婴儿有更高的呼吸窘迫、哮喘和特应性疾病、肥胖和1型糖尿病的风险。此外，剖宫产涉及抗生素暴露，可延迟母乳喂养的开始，从而对建立健康的肠道微生物群产生负面影响。事实上，母乳喂养（＞4个月）的新生儿在8岁之前出现哮喘的风险降低。有证据表明，母乳喂养可预防特应性皮炎、儿童早期喘息和牛奶过敏。总的来说，生命早期甚至产前接触微生物对塑造健康的胃肠道微生物群至关重要，可以降低以后生活中的过敏风险。

二、微生物对免疫的影响

（一）蠕虫

蠕虫感染与过敏性、慢性炎症和自身免疫性疾病表现之间存在明显的负相关。寄生虫释放免疫调节产物，这些产物抑制Th2驱动的免疫，并确保蠕虫的存活，而且，当给未受感染的小鼠服用时，会复现感染的许多效果。实验性多形螺旋线虫感染触发了以Th2为主的免疫反应，并伴随着引流肠系膜淋巴结（MLN）中Treg细胞的扩增和激活，这通常不能消除寄生虫。活线虫寄生虫感染小鼠，MLN来源的Treg细胞从感染的供体过继转移到未感染的受体，抑制了受体中过敏原诱导的气道超反应性，并保护受体不受过敏的影响（图14-2）。

多形螺旋线虫最常用来做感染各种小鼠的实验。蠕虫及其HES产物局部抑制2型先天淋巴样细胞（ILC）的激活和细胞因子的产生，并靶向CD11c10树突状细胞（DC）亚群来促进其耐受性活动。Treg和Breg细胞通过IL-10依赖和非依赖的过程抑制肺中的过敏原特异性免疫反应。研究显示，在哮喘模型中，用HES联合TCR配体治疗幼稚T细胞可以通过刺激TGF-β受体Ⅱ信号，在体外触发Treg细胞系转录因子Foxp3的表达，产

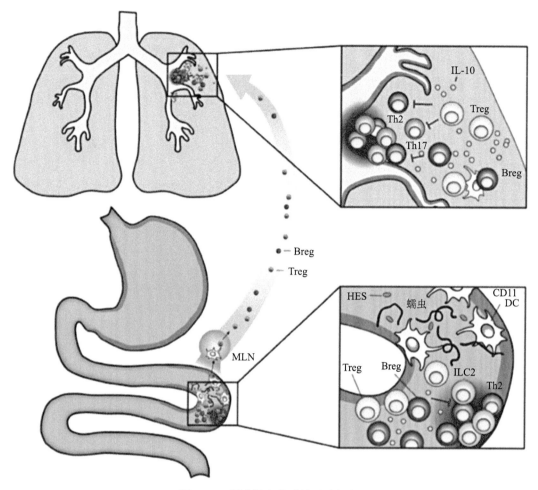

图 14-2　肠道蠕虫的过敏预防机制

Breg：调节性 B 细胞；Treg：调节性 T 细胞；MLN：肠系膜淋巴结；HES：嗜酸性粒细胞增多综合征

生具有抑制活性的 Treg 细胞。在广泛使用的明矾/卵清蛋白诱导的哮喘模型中，明矾辅助卵清蛋白致敏是变应原诱导哮喘的第一阶段，它触发了 2 型 ILC 产生 IL-5、IL-13 和其他细胞因子，这些细胞因子被 HES 强烈抑制。除了 Treg 细胞和 ILC，DC 也与活体寄生虫和 HES 的免疫抑制有关。用 HES 治疗可抑制 TLR 激活时 DC 特异性细胞因子的产生，以及其他 DC 的功能，这一现象可能在体内通过 CD11c10 树突状细胞的扩增和耐受性的 Treg 细胞诱导活动在多形螺旋线虫感染的背景下重现。

　　综上所述，许多驱动蠕虫特异性免疫调节的关键细胞和分子已经在多形螺旋线虫小鼠模型中被确定。蠕虫感染者以其普遍的 T 细胞低反应性而闻名，在印度尼西亚对蠕虫（蛔虫、鞭虫）感染儿童的实验研究中，这被归因于他们的 Foxp3[+] Treg 细胞比未感染儿童具有更高的抑制活性。其他研究也已证明，与未感染的儿童相比，感染血吸虫的儿童中 Foxp3[+] Treg 细胞出现的频率更高。另一个还不太为人所知的调节性淋巴细胞亚群，即调节性 B 细胞（Breg 细胞），也与蠕虫诱导的人类过敏保护有关。

（二）胃幽门螺杆菌

幽门螺杆菌能够引起在组织学上明显但在所有携带者中大多无症状的胃炎，这可能会发展为更严重的胃病，如胃和十二指肠溃疡、胃癌或B细胞淋巴瘤。幽门螺杆菌相关性疾病（如十二指肠溃疡）患者的T细胞反应一般是由Th1/Th2驱动的，而无症状携带者的T细胞反应往往以Treg细胞为主，并产生高水平的IL-10和TGF-β。在人类和小鼠的宿主中，诱发组织学上明显的胃病——萎缩性胃炎、肠化生和其他癌前病变的要求是相似的，在两种情况下都可观察到Cag致病促进癌前转化。实验性小鼠可以产生两种模型，即无症状携带者和幽门螺杆菌相关疾病，其结果由单一变量驱动，即首次接触时的年龄。虽然在成年期间感染的小鼠会随着时间的推移而发展成慢性胃炎和癌前病变，但在新生期感染的小鼠会模仿无症状的人类携带者，并对胃部病理产生保护作用（图14-3）。

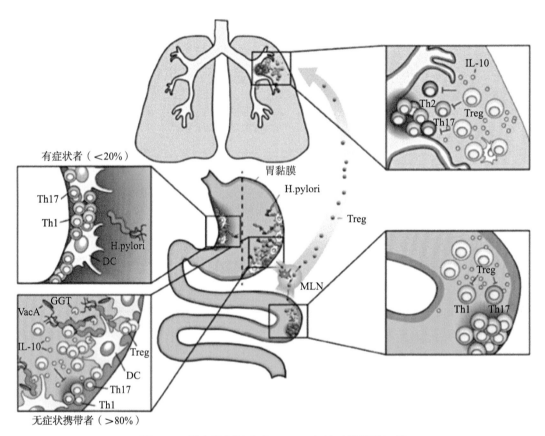

图14-3 胃幽门螺杆菌（*H.pylori*）的过敏预防机制

在炎症性肠病模型中，幽门螺杆菌诱导的Treg细胞是抑制肺中变应原特异性免疫反应和缓解结肠炎症所必需的，调节性T细胞和树突状细胞来源的IL-10参与幽门螺杆菌特异性免疫调节。幽门螺杆菌状态与过敏风险的负相关在儿童和早发性哮喘患者中尤其显著，Treg细胞的耗尽打破了耐受性并取消了保护，而MLN来源的CD25$^+$ Treg细胞的过继转移足以保护幼稚的受体免受过敏性哮喘的影响。在新生儿感染幽门螺杆菌的背景下，几种幽门螺杆菌因子对Treg细胞的分化至关重要。特别是分泌因子γ谷氨酰转肽酶（GGT）和空泡细胞毒素（VacA）都非冗余地促进Treg细胞的分化、免疫耐受和哮喘保护。

（三）益生菌

乳杆菌和双歧杆菌对过敏及其他免疫驱动疾病的保护作用的基础实验信息很少。婴儿双歧杆菌与上皮细胞紧密黏附，而不会诱导NF-κB激活以及细胞因子和趋化因子的分泌，而且能有效抑制暴露在活体沙门菌或纯化的TLR配体下的上皮细胞释放促炎分子。在另一种免疫调节生物唾液乳杆菌中也观察到了类似的效果。

婴儿双歧杆菌的第二个非上皮性靶细胞是抗原提呈细胞，尤其是树突状细胞。在病原体进入某些部位（如胃肠道黏膜）被采集抗原物质后，未成熟的哨兵树突状细胞成熟并迁移到组织引流的淋巴器官，在那里它们将病原体特异性和共刺激分子（MHC肽复合物和B7家族分子）提呈给幼稚的辅助性T细胞。

树突状细胞（DC）在抗原提呈过程中提供给原始T细胞的可溶性信号决定了T细胞分化为Th1、Th2、Th17或Treg系；第三种信号的性质取决于DC在抗原采样过程中遇到的条件。有趣的是，直接培养或来源于不同人类来源（MLN、血液）的DC在与婴儿双歧杆菌共培养时，均能持续分泌IL-10、TGF-β和视黄酸（维甲酸），但不分泌IL-12或TNF-α。IL-10、TGF-β和维甲酸都有助于将幼稚的T细胞分化为Treg细胞，而不是Th1或其他效应T细胞，这是小鼠服用婴儿双歧杆菌的一个后果。肠道固有层中的CD103$^+$ DC亚群特别能够产生维甲酸并促进Treg细胞的分化；大量的肠道Treg细胞反过来推动对结肠炎和过敏的保护，这是喂养小鼠的双歧杆菌（婴儿双歧杆菌和其他菌株）的标志。给人类志愿者注射婴儿双歧杆菌可以增加其外周血中Foxp3$^+$ Treg细胞出现的频率，进一步支持益生菌双歧杆菌和乳杆菌通过DC/IL-10/维甲酸/Treg轴减轻过敏性和慢性炎症性疾病的观点。

第三节　慢性炎症性疾病

肠道微生物群为宿主提供的许多益处依赖于其与宿主细胞的复杂相互作用。肠道微生物群的扰动，称为肠道失调，影响肠道微生物群和宿主细胞之间的相互作用，导致炎症调节失调，从而导致慢性炎症性疾病的发生，包括炎症性肠病、多发性硬化、过敏性哮喘和类风湿关节炎。其中，炎症性肠病的研究最为广泛。

一、菌群失调在慢性炎症性疾病中的作用

（一）炎症性肠病

炎症性肠病（IBD）以溃疡性结肠炎（UC）或克罗恩病（CD）的形式出现，是一种由遗传、环境和微生物因素共同引起的慢性炎症性疾病。研究表明，粪便分流可以改

善克罗恩病的症状。肠道生态失调可能不仅仅是炎症性肠病发病的一个后果，而是其发病的一个机制。与健康对照组相比，炎症性肠病患者的肠道黏液层中渗透的细菌更多，这表明炎症性肠病患者的肠道细菌毒性可能更大，更易接近黏液上皮层。

动物临床前研究证明胃肠道微生物组成的改变有助于炎症性肠病的发展。患有自发性或右旋糖酐硫酸钠（DSS）诱导的结肠炎的动物在无菌条件下只发生轻微炎症。此外，许多研究表明，某些致病菌可导致易患炎症性肠病的遗传性动物发生结肠炎，而其他细菌则起到相反的作用。此外，脆弱拟杆菌和普氏粪杆菌的减少与人类克罗恩病的高风险相关，可能通过下调Treg细胞促进肠道炎症。这些观察结果证实了肠道共生细菌在炎症性肠病发病机制中的免疫调节作用。在炎症性肠病中，微生物群对宿主肠道的间接作用所涉及的分子机制如下所述。

1.黏膜免疫系统　宿主发展由上皮细胞和造血细胞组成的复杂黏膜免疫系统，以避免对微生物群持续的炎症反应，并保持其对致病性损伤的反应能力。当这种相互作用受到干扰时，炎症加剧，导致IBD的发展。研究集中在肠道微生物群和上皮细胞之间相互作用的分子机制上（图14-4）。肠上皮不仅仅是作为物理屏障的单层细胞，它已经发展出保护自身免受不受控制的炎症反应损伤和防止细菌传播到其他器官的机制。针对肠道微生物群的上皮反应强调了在富含抗原的肠道环境中，自限性或非炎症性细胞免疫反应情景的重要性。肠道微生物群重新定植的无菌小鼠显示出明显的炎症减轻，结肠炎反应的加剧与肠道细菌定植的缺乏有关。

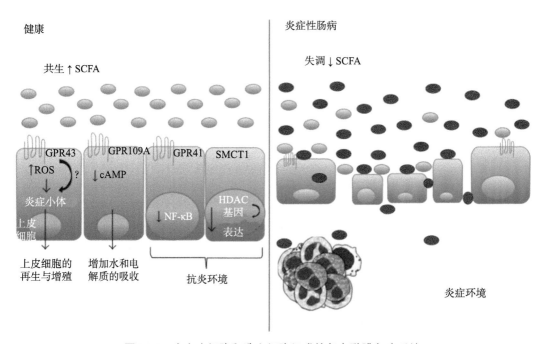

图14-4　由上皮细胞和造血细胞组成的复杂黏膜免疫系统

2.短链脂肪酸　细菌可能通过有益菌增加粪便短链脂肪酸（SCFA）等分子的产生，直接或间接地改善肠道环境，从而预防IBD。类杆菌和厚壁菌门细菌发酵膳食纤维后产生的SCFA主要是醋酸盐、丙酸盐和丁酸盐，在IBD中显示出抗炎特性。结肠炎和（或）克罗恩病患者结肠中这些细菌的水平降低。SLC5A8被称为钠偶联单羧酸转运体1（SMCT1），是钠依赖性电生成过程中的丁酸转运体，在结肠内高度表达。丁酸盐具有通过组蛋白脱乙酰酶（HDAC）抑制影响基因表达的能力。有趣的是，SLC5A8和GPR109A在肠道中的表达受细菌定植的影响。在无菌小鼠的肠道中，微生物群的缺失以及由此引起的SCFA的缺失导致SLC5A8和GPR109A表达显著抑制。相反，无菌小鼠的定植导致这些基因的表达水平与常规小鼠相当。GPR109A由丁酸激活，通过以下方式抑制肠道炎症：①诱导结肠上皮细胞分泌IL-18，从而诱导上皮内稳态；②促进结肠巨噬细胞和树突状细胞的抗炎反应，诱导Treg细胞分化。CD4$^+$ Foxp3$^+$ Treg细胞对于维持免疫耐受是不可或缺的，也是IBD的新兴治疗靶点。最近的研究表明，肠道中某些细菌菌株的代谢产物通过诱导Treg细胞增殖而减轻结肠炎小鼠的病情。这些细菌通过产生富含TGF-β的环境诱导T细胞分化为Treg细胞进而促进其外周细胞的生成。

SCFA的作用也可能源于其与GPR41和GPR43的结合。事实上，GPR41缺陷小鼠对实验性结肠炎的易感性更高，这种表型与NF-κB（核因子Kappa B）的更大激活有关。NF-κB的激活可诱导促炎因子（如TNF和IL-8）的基因表达，这些促炎因子有助于IBD的发病。然而，丁酸通过抑制NF-κB激活来降低促炎因子的表达，从而显示出抗炎作用。醋酸盐也有明显的抗炎作用。醋酸盐的作用部分归因于GPR43的激活。GPR43缺陷小鼠表现出与炎症介质产生加剧和免疫细胞活化增加相关的炎症加重。然而，醋酸盐治疗可通过激活GPR43促进肠道炎症的消退，从而诱导结肠炎炎症细胞凋亡。醋酸盐治疗也可通过促进Treg细胞分化抑制结肠炎症。

醋酸盐的作用是维持肠道上皮屏障功能。醋酸盐可能会影响活性氧（ROS）的产生。活性氧的产生涉及广泛的生化过程。ROS激活炎症小体的能力在IBD中发挥重要作用。炎症小体在调节IBD先天免疫反应中的作用与保护上皮屏障完整性和维持肠道内稳态密切相关。炎症小体复合物通过病原体识别NLR的激活影响先天免疫反应。NLRP6和NLRP3是炎症小体复合物的关键介质。NLR激活半胱天冬酶-1并驱动促炎细胞因子如IL-1和IL-18的蛋白水解过程。这些细胞因子在肠上皮细胞中进化，以避免对宿主微生物群产生过度活跃的炎症反应。因此，上皮屏障完整性诱导损伤后的组织修复。不同细胞系中不同的炎性小体表达可能在黏膜炎症期间协调不同的功能。它们合作维持宿主对共生微生物的耐受性，并启动对肠道病原体的有效免疫反应。

诱导炎症小体形成的因素以及调节微生物群和炎症反应的确切效应机制仍不清楚。然而，SCFA诱导ROS产生可能是微生物成分触发炎症小体形成的新机制。炎症小体通过感应内源性和外源性刺激来调节先天免疫反应。考虑到炎症小体在IBD中诱导必要的炎症反应，炎症小体通过SCFA的作用感知微生物群可能是与微生物群代谢物相关的一种新的保护机制。此外，微生物群代谢物可被视为类似于微生物相关分子模式（MAMP），其通过GPCR发出信号以传递有关微生物群和宿主的信息。这些受体提供了与天然免疫相关的分子机制，这些机制涉及MAMP的识别及经典的天然免疫受体，如TLR和NLR。

（二）多发性硬化

多发性硬化（MS）是一种中枢神经系统（CNS）的慢性炎症、脱髓鞘和神经退行性疾病，可导致失明、轻瘫和感觉障碍等神经功能障碍。使用实验性自身免疫性脑脊髓炎（EAE）小鼠模型进行的几项临床前研究首次提出了肠道微生物群在MS发生中的重要性。无菌小鼠不能产生自发和可诱导的EAE，这归因于Th17细胞的生成受损。同样，在EAE模型中，诱导Treg细胞和产生IL-10的B细胞的抗生素治疗也显示出抑制临床严重性。此外，人体肠道分节丝状菌（SFB）单定植可诱导肠内Th17细胞群，可在无菌小鼠中诱导EAE，而脆弱拟杆菌的定植或脆弱拟杆菌来源的多糖A注射，可通过诱导Treg细胞维持对EAE的抗性。这些结果提示了某些肠道共生细菌通过调节免疫反应在EAE模型发病机制中的潜在作用。

与健康人相比，多发性硬化患者的肠道微生物谱发生了显著改变，尽管这两组的细菌丰富度和多样性差异并不显著。到目前为止，研究表明，以类杆菌和厚壁菌门总体减少为特征的肠道生态失调与MS的发展相关，然而，还需要更多的研究来阐明与MS发展相关的肠道生态失调介导的免疫调节失调的机制。

（三）哮喘和过敏性疾病

过敏性哮喘是一种慢性炎症性疾病，与吸入的无害过敏原引起的Th2驱动的炎症反应有关，导致气道高反应性和气道结构的组织重塑，以及支气管阻塞。过敏性哮喘的特征是由于黏液堵塞、支气管黏膜增厚和支气管收缩而反复发作喘息。一种理论认为，微生物产物通过模式识别受体（如Toll样受体）触发先天免疫反应，Toll样受体可激活多种信号通路，如诱导Treg细胞及Th1细胞，后者可抵消Th2细胞介导哮喘发作的优势。为了支持这一理论，研究已经用卵清蛋白（OVA）致敏和激发的无菌小鼠比SPF小鼠遭受更严重的过敏性气道炎症，表明了微生物群在预防哮喘发展中的重要性。这种严重的炎症可以通过常规微生物群在新生无菌小鼠中的定植来恢复，但在成年无菌小鼠中却不能。新生小鼠体内的微生物定植可通过抑制Cxcl16的高甲基化从而减少iNKT细胞在这些组织中的募集，继而减少Cxcl16 mRNA在结肠、回肠和肺中的表达，可减轻对OVA的过敏性气道炎症反应。这一观察结果还表明，即使在相同的微生物暴露条件下，儿童时期不同微生物暴露导致的Cxcl16基因表观遗传修饰也无法在成年后期实现。

除了在生命早期接触微生物外，微生物成分也是决定过敏性疾病发展的重要因素。几项研究报道了婴儿肠道微生物群的不同模式，这些婴儿在晚年会发生过敏反应。与健康受试者相比，患有过敏性炎症的婴儿的肠道菌群包括更普遍的梭状芽孢杆菌和肠球菌，以及较少流行的乳酸杆菌、双歧杆菌和类杆菌。

分娩过程对新生儿微生物群落的形成有重要影响。通过阴道分娩的婴儿通常会形成一种微生物成分，包括大量的斯奈特菌和乳酸杆菌，这与在母亲阴道中发现的基本相似；而通过剖宫产出生的婴儿拥有富含葡萄球菌和链球菌的微生物群，类似于母体皮肤微生物群。据报道，后者患过敏性疾病的风险明显更高。此外，母亲在妊娠期间使用抗生素会影响婴儿肺部和肠道中的微生物群落，这与婴儿以后哮喘和其他过敏性疾病的发病率增加有关。

呼吸道中的微生物自然与哮喘的发生有关。肠道微生物群似乎有助于过敏性气道炎症。例如,患有哮喘的儿童肠道微生物群的多样性低于非哮喘儿童。口服罗伊氏乳杆菌可增加血液、脾脏和纵隔淋巴结中的Treg细胞数量,从而减少OVA致敏和激发小鼠的哮喘反应。类似地,用梭菌菌株混合物治疗的小鼠在OVA致敏后减少了IgE的产生,可能是因为这些梭菌菌株在结肠黏膜中诱导了Treg细胞。此外,高纤维饮食增加了肠内厚壁菌与拟杆菌的比例,从而提高了循环SCFA的水平,这与预防气道炎症有关。这些观察结果表明,肠道微生物群可能通过某些未明确的机制来极化免疫细胞,如促进或有利于过敏性炎症发展的辅助性T细胞。

(四)类风湿关节炎

类风湿关节炎(RA)是一种慢性自身免疫性疾病。许多研究表明微生物因素参与了类风湿关节炎的发展。对粪便、牙齿和唾液样本的宏基因组分析表明,RA患者的微生物群落可以与健康受试者的微生物群落区分开来。例如,RA患者的肠道和口腔中唾液乳酸杆菌的丰度相对较高,这与临床严重程度相关。此外,在RA发病后的第一年,患者的普氏杆菌数量增加。相似地,有研究表明普氏杆菌与未治疗患者RA早期发展和早期RA患者乳酸杆菌增加有关。此外,RA患者的肠道微生物多样性降低,这与疾病持续时间和自身抗体水平的增加成正比。RA患者生物失调的特点是有害微生物(包括 *Eggerthella* 和 *Collinsella*)数量增加,有益细菌(如粪便杆菌)减少。有趣的是,使用疾病改进抗风湿药物(DMARD)治疗可以逆转RA患者肠道菌群的这种紊乱,与健康人的情况非常相似。因此,肠道内的微生物分布可作为RA发展的标志。自发性关节炎模型和HLA-B27转基因大鼠在无菌条件下不能诱导关节炎。相比之下,F344大鼠在无菌条件下饲养时会出现由佐剂刺激引起的严重关节炎。此外,在RA患者中丰度高的科林斯菌和普氏杆菌,分别在人源化关节炎模型和SKG模型中加重疾病严重程度,表明这两种细菌可能确实在RA的发病中起作用。

二、粪菌移植治疗慢性炎症性疾病

如前所述,在各种慢性炎症性疾病中观察到的肠道失调,已被认为与这些疾病的发病机制有关。因此,去除致病病原体或促进有益共生体的方法成为减轻这些疾病潜在失调炎症的方法。总的来说,FMT在IBD治疗中的疗效需要更多的大规模临床研究来证实。FMT改善与肠道失调相关的其他慢性炎症性疾病的潜力尚未得到广泛探索。最近的研究已经开始调查FMT对接受FMT治疗的MS患者的影响。因此,需要进一步的研究来确定FMT在包括MS在内的其他炎症性疾病治疗中的作用。

（饶本强 曲晋秀）

参 考 文 献

Abdollahi-Roodsaz S,Abramson SB,Scher JU,2016. The metabolic role of the gut microbiota in health and rheumatic disease:mechanisms and interventions. Nat Rev Rheumatol,12(8):446-455.

Arnold IC，Lee JY，Amieva MR，et al，2011．Tolerance rather than immunity protects from *Helicobacter pylori*-induced gastric preneoplasia．Gastroenterology，140（1）：199-209．

Castro Rocha FA，Duarte-Monteiro AM，Henrique da Mota LM，et al，2020．Microbes，helminths，and rheumatic diseases．Best Pract Res Clin Rheumatol，34（4）：101528．

Ferreira CM，Vieira AT，Vinolo MAR，et al，2014．The central role of the gut microbiota in chronic inflammatory diseases．J Immunol Res，2014：689492．

Gupta N，Martin PM，Prasad PD，et al，2006．SLC5A8（SMCT1）-mediated transport of butyrate forms the basis for the tumor suppressive function of the transporter．Life Sci，78（21）：2419-2425．

Khan MA，Ball EJ，2002．Genetic aspects of ankylosing spondylitis．Best Pract Res Clin Rheumatol，16（4）：675-690．

Kim D，Zeng MY，Núñez G，2017．The interplay between host immune cells and gut microbiota in chronic inflammatory diseases．Exp Mol Med，49（5）：e339．

Konieczna P，Ferstl R，Ziegler M，et al，2013．Immunomodulation by *Bifidobacterium infantis* 35624 in the murine lamina propria requires retinoic acid-dependent and independent mechanisms．PLoS One，8（5）：e62617．

Konieczna P，Groeger D，Ziegler M，et al，2012．*Bifidobacterium infantis* 35624 administration induces Foxp3 T regulatory cells in human peripheral blood：potential role for myeloid and plasmacytoid dendritic cells．Gut，61（3）：354-366．

Kyburz A，Müller A，2016．The gastrointestinal tract microbiota and allergic diseases．Dig Dis，34（3）：230-243．

Maslowski KM，Vieira AT，Ng A，et al，2009．Regulation of inflammatory responses by gut microbiota and chemoattractant receptor GPR43．Nature，461（7268）：1282-1286．

O'Hara AM，O'Regan P，Fanning A，et al，2006．Functional modulation of human intestinal epithelial cell responses by *Bifidobacterium infantis* and *Lactobacillus salivarius*．Immunology，118（2）：202-215．

Olszak T，An DD，Zeissig S，et al，2012．Microbial exposure during early life has persistent effects on natural killer T cell function．Science，336（6080）：489-493．

Pedersen SJ，Maksymowych WP，2019．The pathogenesis of ankylosing spondylitis：an update．Curr Rheumatol Rep，21（10）：58．

Procaccini C，De Rosa V，Pucino V，et al，2015．Animal models of multiple sclerosis．Eur J Pharmacol，759：182-191．

Smits HH，Hartgers FC，Yazdanbakhsh M，2005．Helminth infections：protection from atopic disorders．Curr Allergy Asthma Rep，5（1）：42-50．

Stolwijk C，Boonen A，van Tubergen A，et al，2012．Epidemiology of spondyloarthritis．Rheum Dis Clin North Am，38（3）：441-476．

Thangaraju M，Karunakaran SK，Itagaki S，et al，2009．Transport by SLC5A8 with subsequent inhibition of histone deacetylase 1（HDAC1）and HDAC3 underlies the antitumor activity of 3-bromopyruvate．Cancer，115（20）：4655-4666．

West CE，Jenmalm MC，Prescott SL，2015．The gut microbiota and its role in the development of allergic disease：a wider perspective．Clin Exp Allergy，45（1）：43-53．

Zhang X，Zhang DY，Jia HJ，et al，2015．The oral and gut microbiomes are perturbed in rheumatoid arthritis and partly normalized after treatment．Nat Med，21（8）：895-905．

第15章

粪菌移植的展望与挑战

人类胃肠道（gastrointestinal，GI）被多种细菌定植，这些细菌具有帮助消化、辅助营养供应、促进结肠上皮细胞成熟和保护机体免受病原体侵害的功能。早期肠道免疫系统的发育高度依赖于肠道微生物群，肠道微生物群在出生时通过母体传播建立，后来通过接触环境微生物而建立。婴儿的肠道以双歧杆菌和乳杆菌属为主，健康成人的肠道主要包括厚壁菌门和拟杆菌门。人类肠道微生物组因人而异，随着时间的推移保持相对稳定状态。"肠道微生态系统"作为宿主最重要的微生态系统组成部分，包含有15 000～36 000个菌种，由专性厌氧菌（＞99%）、兼行厌氧菌和好氧菌共同组成。然而，环境因素，包括饮食、益生菌、益生元、病毒和药物，尤其是抗生素，可以改变微生物群组分。肠道在消化、吸收各种营养物质的同时又能将细菌及其代谢产物通过菌膜屏障限制于肠道内，在此过程中肠道屏障起重要作用。菌群紊乱与机体多种免疫异常及疾病的发生密切相关，如腹泻、炎症性肠病、肠易激综合征、结肠癌、风湿性关节炎、哮喘、心血管疾病等，同时肠道菌群改变也可以引起代谢紊乱，与肥胖、糖尿病、肝硬化等发病密切相关。不仅如此，微生物甚至会影响一些精神方面的疾病。

正是由于肠道微生态稳定对人体的健康至关重要，肠道微生态药物已经成为现今研究与发展的一个热门产业。微生态药物是指利用正常微生物或调节微生物正常生长的物质制成的药物制剂，包括粪便菌群、活体生物药物和小分子微生态调节剂。简单来说就是利用微生物通过次级代谢产物或者直接通过小分子等物质影响微生物群落，维持、重建或恢复健康的人体微生态平衡体系，进一步治疗相关的疾病。其中，粪菌移植（FMT）已经被多个医疗指南推荐治疗艰难梭菌感染。粪菌移植是指将人类健康粪便中的功能菌落移植到患者胃肠道内，重建新的肠道菌群，实现肠道及肠道外疾病的治疗。目前，粪菌移植应用于临床常规治疗或临床试验的疾病大体上包括四大类，细菌感染、代谢异常、自身免疫性疾病和脑肠轴疾病。

一、适应证与禁忌证

肠道微生物群越来越多地涉及许多疾病的发病机制及进展，肠道内生态的失衡导致代谢途径的紊乱及损害免疫因子的有效生物活性，而FMT可以恢复这些过程。除了国际上目前将FMT应用于CDI以外，人们在FMT针对IBD的潜在疗法方面也有很大的兴趣，有大量的病例报道和不断增加的临床试验研究证明，FMT可能起到有效的治疗作用。

（1）绝对适应证：复发性和难治性难辨梭菌感染。

（2）潜在适应证：①胃肠疾病，包括炎症性肠病（溃疡性结肠炎和克罗恩病）、功能性肠病（肠易激综合征和便秘）；②肠道系统外疾病，包括代谢综合征（2型糖尿病、非酒精性脂肪肝和肥胖）、自身免疫系统疾病、帕金森病、自闭症、多发性硬化、特发性血小板减少性紫癜、多重耐药菌感染和危重患者的多器官衰竭等。

（3）根据目前的临床证据，暂时没有已知的FMT绝对禁忌证。

二、安全性

根据目前的证据，FMT被认为是一种通常安全的治疗方法，几乎没有副作用。即便如此，FMT的每个接受者都需要在手术前了解潜在的风险。大多数临床试验和系统评价表明，FMT后会短暂出现一些轻微的不良事件，如腹部不适、腹泻、便秘和低热，并且罕见的严重副作用通常与内镜和镇静可能的并发症有关。

最常见的不良事件有如下几类。①一般不良反应：腹部不适、腹胀、胀气、腹泻/便秘、肠鸣音、恶心/呕吐（特别是口服FMT途径）和暂时发热。②严重不良反应：内镜检查的并发症（穿孔与出血）、与镇静（吸入）有关的不良反应、肠道病原体的传播、腹膜透析患者的腹膜炎、肺炎、IBD发热、感染和（或）败血症（感染可能是长期后遗症）、感染后肠易激综合征。③潜在不良反应：几年后导致疾病的未被识别的传染因子的传播（如丙型肝炎、HIV）、基于肠道微生物群的改变诱导的慢性疾病（如肥胖、糖尿病，动脉粥样硬化、IBD、结肠癌、非酒精性脂肪肝病、IBS、哮喘和自闭症）。

目前，FMT后监测的明确周期和随访时间长短尚不确定。欧洲共识提出，CDI患者FMT后的随访期应至少为8周，随访内容必须包括临床和分析数据。随着FMT的应用，全球都在加强监管，但是全球范围内对FMT有着截然不同的规定：美国FDA批准FMT由生物制品和用于诊断、缓解、治疗或预防疾病或影响身体结构或功能的药物组成；加拿大卫生部将FMT视为"新生物药物"，并宣布所有临床研究都必须通过临床试验申请，以确保其符合质量和安全标准；在英国FMT也被批准用于治疗CDI，它被认为是安全有效的，但除了治疗CDI之外的任何FMT应用都被视为"标签外"。

三、改善肠道菌群

本书中重点阐述了肠道菌群与各类疾病的内在联系，改善肠道菌群微环境有助于调节机体炎症状态、增加益生菌含量，辅助治疗疾病。除了FMT以外，多种治疗方法均对肠道菌群产生有益影响。

（一）改善饮食习惯

饮食可以改变肠道微生物群，富含植物性和发酵食品的饮食以及低脂肪含量高的纤维摄入可能会产生对健康有积极影响的微生物群。随着饮食西化的进程的加快，研究显示，地中海饮食和低脂饮食显示出调节菌群微生态系统、降糖降脂改善脂质代谢的优秀作用。

（二）益生菌与益生元

引入特定细菌或益生菌，以试图控制病理生长状态或将整体组成转变为更健康的状态是一种重要的治疗方法。乳酸菌、双歧杆菌表现出的调节菌群分布的作用，使其成为当前菌群移植的主要益生菌菌种。

益生元系指一些不被宿主消化吸收却能够选择性地促进体内有益菌的代谢和增殖，从而改善宿主健康的有机物质。益生元应是在通过上消化道时，大部分不被消化而能被肠道菌群所发酵的。最重要的是它只能刺激有益菌群的生长，而不刺激有潜在致病性或腐败活性的有害细菌的生长。由于益生元不能被人体分解、吸收和利用，通过消化道到达结肠后，有的能被结肠菌群分解和利用，而促进结肠菌群的生长，在改善肠道微生态，促进脂质、蛋白质与矿物类代谢方面具有重要意义。常用的益生元有低聚糖类，包括低聚果糖、低聚半乳糖、低聚木糖、低聚异麦芽糖、大豆低聚糖、菊粉等，有些微藻类也可作为益生元，如螺旋藻、节旋藻等。此外，多糖（如云芝多糖、胡萝含氮多糖）、蛋白质水解物（如酪蛋白的水解物、α-乳清蛋白、乳铁蛋白等），以及天然植物中的蔬菜、中草药、野生植物等也能作为益生元使用。

（三）抗生素

特定的抗生素可以改善疾病的严重程度，尽管目前这些研究并不总是可重复的，并且经常使用有症状的终点而不测量炎症参数为衡量标准。但是仍能通过抗生素减少总体细菌负荷，减轻腹泻或腹胀等症状，从而降低疾病活动评分。

（四）粪菌移植

与抗生素和益生菌相比，FMT可能是一种更有效的操纵肠道微生物群的方法。与抗生素不同，FMT增加了受者肠道细菌种群的多样性，可能有助于成功治疗艰难梭菌感染。此外，有证据表明FMT长期移植治疗艰难梭菌感染，其移植菌群的规模和含量也与益生菌有很大不同，因为除了病毒、真菌和古细菌外，粪便移植物中每克粪便含有约 10^{11} 个细菌，这些因素表明FMT可能是比抗生素或益生菌更有前景的疗法。目前FMT已经是治疗艰难梭菌感染的成功疗法。

（五）中药

粪便类中药的使用已有上千年的历史，关于人体粪便中药的使用，历代医家多是直接入药或是将粪便药物与其他中药如甘草等一起沤烂、发酵后使用。古代对人体粪便的加工炮制，得到人中黄、人中白、金汁、秋石等物质，在临床运用上疗效显著，总结了丰富的临床经验。如《金匮要略》中提到："食诸菌中毒，闷乱欲死，治之方：人粪汁饮一升，土浆饮二升，大豆煎汁饮之，服诸吐利药，并解。"

中药单体、提取物及中药复方具有调节肠道菌群的效果。《素问·生气通天论》云："阴平阳秘，精神乃治。"口服中药必然经过胃肠的消化吸收，与肠道内菌群相互作用，改变菌群结构，帮助肠道内有益菌生成，抑制有害菌增殖，使肠道内菌群维持稳态，也就是中医所说的阴阳平衡。小檗碱可以增加拟杆菌数量，乙酸、丙酸、丁酰辅酶A、醋酸盐辅酶A转移酶等相关物质的表达量显著增加，引起肝内脂质堆积，抑制炎性因子释放，进而修护肠道屏障功能。中药复方消脂汤（山楂、决明子、柴胡、丹参、何首乌、虎杖、白术、泽泻）治疗1个月，其血清ALT、AST水平均明显降低，且有益菌显著增多，有害菌显著减少。

四、FMT的影响因素

由于菌群移植的剂量、频率和给药方式的不同，治疗效果存在差异。除了移植方式和供体选择问题之外，另一个关键问题是了解菌群移植后，获得缓解的受者微生物群的生理功能。在这项工作中，我们应该研究特定的宿主遗传、表观遗传、饮食和微生物特征，以及研究代谢综合征的病理生理学以帮助我们确定新的治疗靶点，以便能够预测这些新的营养、生物前、益生菌和生物后干预措施的治疗效果，这将使我们能够使用个性化方法操纵肠道菌群治疗疾病。

粪菌移植作为重建肠道菌群的有效手段，已应用于难辨梭状芽孢杆菌（*Clostridium diffcile*）感染等多种菌群相关性疾病的治疗和探索性研究，并被认为是近年的突破性医学进展。然而，这不是一项单纯的技术，而是一种体系。在中华粪菌库紧急救援计划从2015年起实施之后的1年中，获得异地救治的患者数量远远不足实际需求的数量，关键的困难不是FMT的本身价值，而是很多医师还不相信FMT，甚至无法理解FMT。要促进对FMT体系的认知和应用，利用整体整合医学的概念可能是一条重要的出路。

（饶本强　王玉莹）

参 考 文 献

徐萌，孙凤霞，李杰，等，2020. 肠道菌群调节在非酒精性脂肪性肝病中西医治疗中的研究进展. 临床肝胆病杂志，36（6）：1378-1381.

Aron-Wisnewsky J，Clément K，ieuwdorp M，2019. Fecal microbiota transplantation：a future therapeutic option for obesity/diabetes?Curr Diab Rep，19（8）：51.

de Groot PF，Frissen MN，de Clercq NC，et al，2017. Fecal microbiota transplantation in metabolic syndrome：history，present and future. Gut microbes，8（3）：253-267.

Illiano P，Brambilla R，Parolini C，2020. The mutual interplay of gut microbiota，diet and human disease. FEBS J，287（5）：833-855.

Kc D，Sumner R，Lippmann S，2020. Gut microbiota and health. Postgrad Med，132（3）：274.

Turnbaugh PJ，Ley RE，Hamady M，et al，2007. The human microbiome project. Nature，449：804-810.